Gerda Zölle

Heilende
Wickel

Selber machen, richtig anwenden,
Beschwerden lindern

Mit Schritt-
für-Schritt-
Anleitungen

herbig

Inhalt

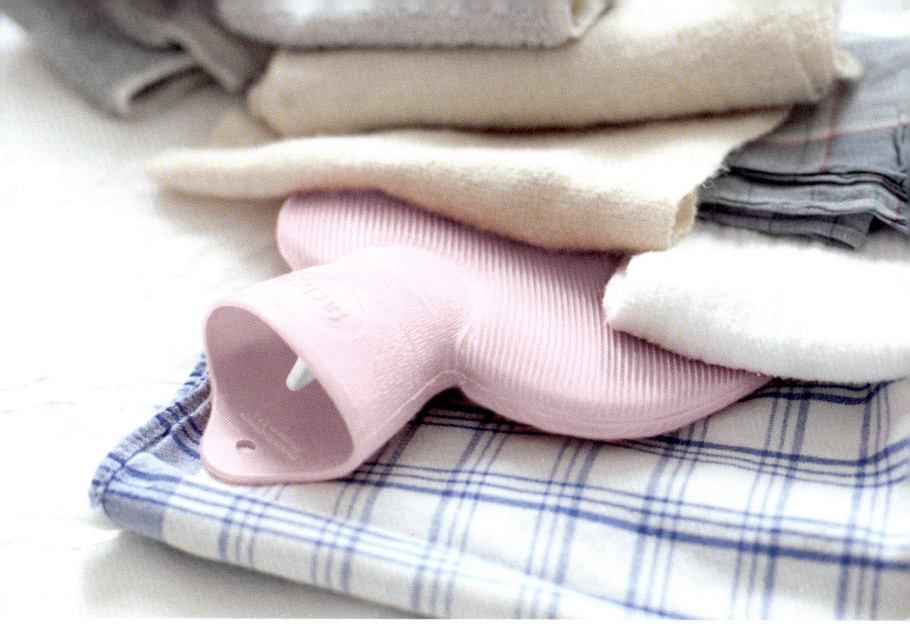

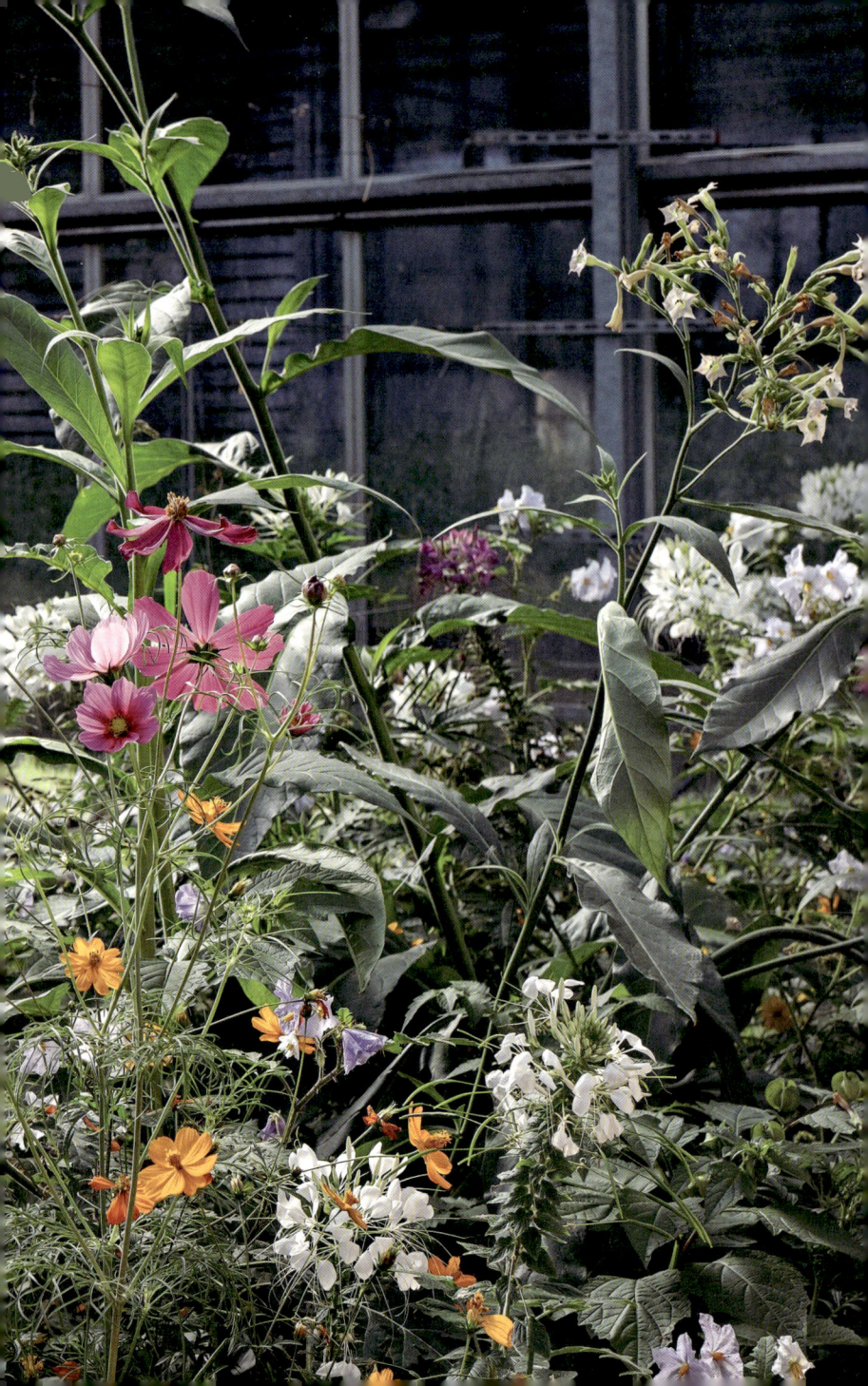

Heilen mit der
Kraft der Natur

Wickel und Auflagen sind vermutlich so alt wie die Menschheit selbst. Urvölker aller Länder haben heute noch eine Vielzahl von Rezepten für Auflagen und Umschläge verschiedenster Art im Gebrauch. So ist es nicht erstaunlich, dass sich über Jahrtausende ein potentes Wissen entwickelt hat. Jeder und jede, die in einer Klinik den Einsatz von Wickeln und Auflagen kennengelernt hat, weiß diese zu schätzen. Mit dem Aufkommen der Pharmaindustrie ab Mitte des letzten Jahrhunderts sind äußere Anwendungen jedoch etwas in Vergessenheit geraten und werden erst jetzt wieder erforscht.

Doch können wir durchaus auf die Erfahrungen unserer sehr genau beobachtenden Vorfahren und auf das eigene sich entwickelnde Know-how vertrauen. Dieses Buch gibt klar beschriebene und wunderschön bebilderte Anregungen dazu. Die Anleitungen zu den jeweiligen Wickeln und Auflagen sind gut dazu geeignet, das eigene Heilvermögen zu erkunden und Lust auf eine kleine Wickel-und-Auflagen-Hausapotheke zu wecken. Leib, Seele und Geist werden im ganzen Duktus des Buches angesprochen und in Verbindung gebracht mit den vorgeschlagenen Substanzen und der Kunst, sie angemessen einzusetzen. Ich wünsche diesem Buch viele Leser:innen und vor allem sehr viele Anwender:innen!

Univ.-Prof. Dr. med. David Martin,
Universität Witten/Herdecke und Universität Tübingen

Heilende Hände –
Einige Gedanken vorab

Haben Sie Ihre Hände schon einmal als Heilmittel betrachtet? Dieses Buch ist eine Einladung, es zu tun. Ich zeige Ihnen, wie Sie mit einfachen Anwendungen ganz unterschiedliche körperliche und seelische Beschwerden lindern können.

Außer Ihren Händen dabei: Achtsamkeit, Wärmflaschen, zwei Tücher, etwas Wolle, eine Wirksubstanz Ihrer Wahl. Für das nötige Gewusst-wie sorge ich auf den folgenden Seiten mit anschaulich bebilderten Anleitungen. Ich gebe meine in vielen Berufsjahren gesammelten Erfahrungen nur zu gern auch an Sie weiter – so wie ich es in der Ausbildung von Pflegefachkräften, bei Vorträgen oder Workshops tue. Da ich die Fachberatung Pflegeberufe bei der Firma WALA aufgebaut habe, bin ich mit den WALA Arzneimitteln besonders vertraut und empfehle sie gern. Selbstverständlich bieten aber auch andere Firmen natürlich wirksame Substanzen an, die sich für äußere Anwendungen eignen. Ich erwähne sie bei den einzelnen Wickeln und Auflagen.

Wickel und Auflagen werden oft unterschätzt und als Hausmittelchen abgetan. Dabei handelt es sich um wirksame Anwendungen, die sowohl im häuslichen als auch im klinischen Bereich eingesetzt werden und sich zur Linderung akuter Beschwerden und zur vorbeugenden Behandlung eignen. Jeder Wickel bzw. jede Auflage arbeitet dabei mit einem Temperaturreiz, mit einer Begegnung und mit einer Wirksubstanz. Das kann ein Öl,

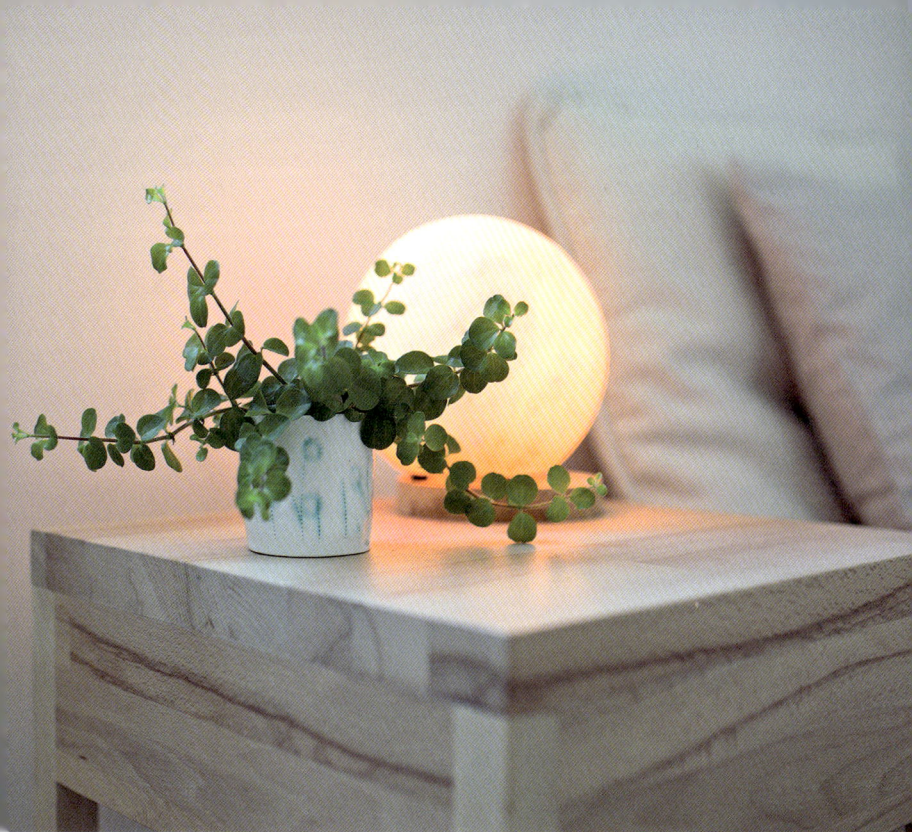

eine Salbe, eine Essenz oder auch eine Zwiebel sein. Durch die unterschiedlichen Aspekte in einer Anwendung erreichen Wickel und Auflagen ihre ganzheitliche Wirkung. Ein gesteigertes Wohlbefinden ist immer inklusive.

Ein großer Vorteil bei Wickeln und Auflagen ist, dass diese leicht anzuwenden sind. Und dass Sie in der Regel nahezu alles, was Sie für eine Anwendung brauchen, bei sich zu Hause finden werden. Also bitte: Legen Sie Hand an. Entdecken Sie Wickel und Auflagen für sich – und für andere.

Ihre Gerda Zölle

Was Wickel und Auflagen **alles können**

In diesem Buch soll es ganz um Wickel und Auflagen gehen. Nur manchmal werde ich eine andere äußere Anwendung einführen, wenn sie als Alternative oder Ergänzung interessant ist. Aber was ist denn nun eigentlich ein Wickel, was ist eine Auflage? Und was benötigen Sie, um Wickel und Auflagen herstellen zu können? Sie werden sehen, dass die Anwendung ganz einfach ist und nicht viel Vorbereitung erfordert. Lassen Sie sich überraschen!

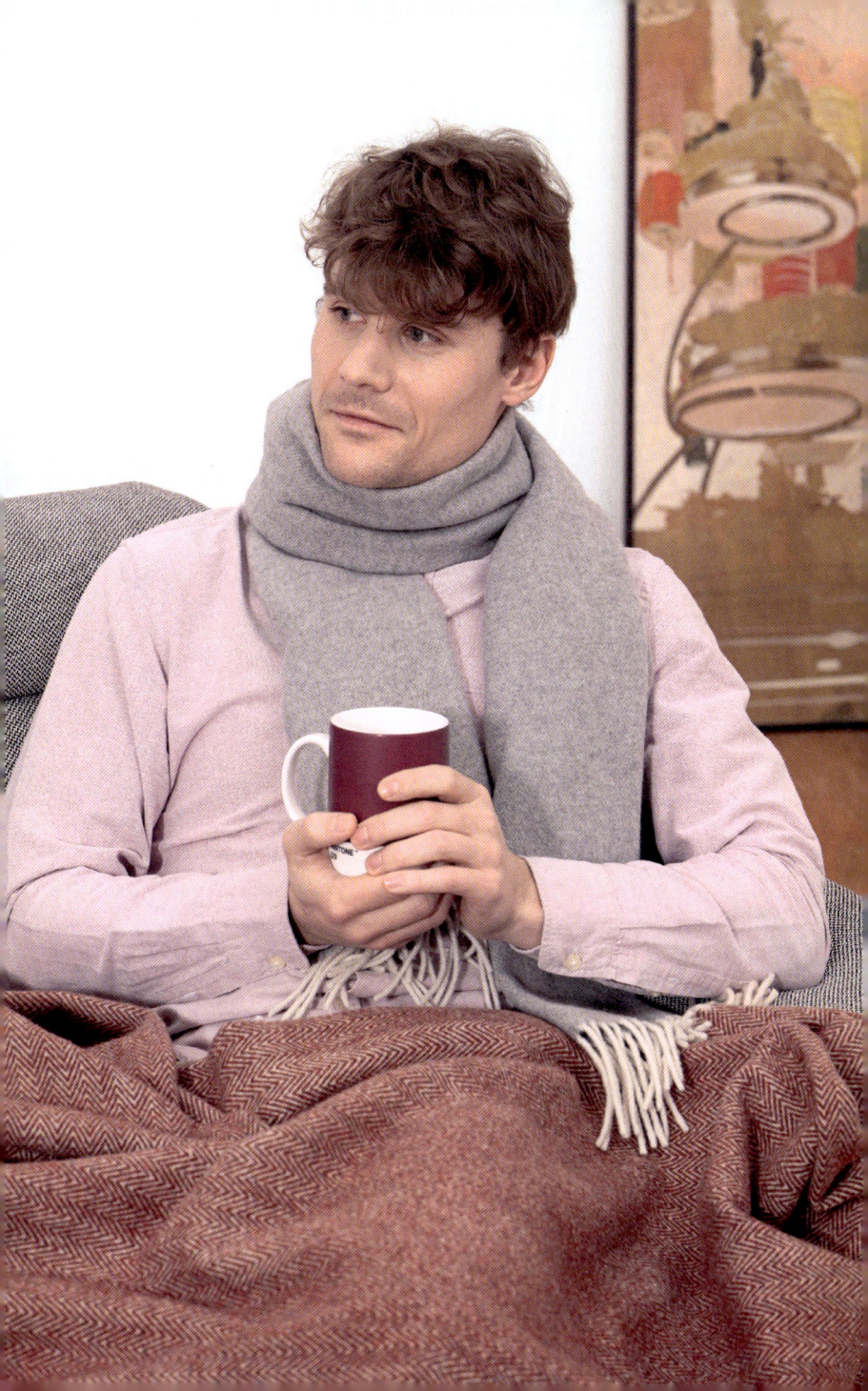

Die **Grundlagen**

Was sind Wickel und Auflagen?

Ein Wadenwickel bei Fieber, eine Zwiebelauflage bei Ohrenschmerzen – diese beiden Klassiker sind Ihnen vielleicht schon begegnet. Es sind zwei Vertreter aus der großen Gruppe der Wickel und Auflagen, die wiederum zur noch größeren Familie der sogenannten äußeren Anwendungen gehören. Das klingt kompliziert, ist aber ganz einfach. Denn Sie brauchen für Wickel und Auflagen keine Fachausbildung und nur wenig Material. Das meiste werden Sie wahrscheinlich bei sich zu Hause finden.

Wie gesagt zählen beide zu den sogenannten »äußeren Anwendungen«. Unter diesem Schlagwort versteht man Heilmittel, die von außen aufgelegt oder aufgetragen werden – anders als etwa Tabletten, Säfte oder Zäpfchen, die eingenommen bzw. eingeführt werden. Äußere Anwendungen wirken also von außen nach innen, das zeichnet sie aus. Dazu gehören Wickel und Auflagen, Einreibungen, Waschungen und Bäder. Wickel und Auflagen kommen in ganz unterschiedlichen Kontexten zum Einsatz, sind in jedem Lebensalter ein probates Mittel und wirken ganzheitlich auf Körper und Geist.

Was macht Wickel und Auflagen so interessant?

Ich bin ein bekennender Fan von Wickeln und Auflagen, weil sie **einfach anzuwenden** und gleichzeitig **sehr wirksam** sind. Und weil sie sich für **ganz unterschiedliche Anwendungsgebiete** eignen.

Was ist was? Ein kleiner Leitfaden

- **Auflage:** Ein vorgewärmtes Tuch mit einer Wirksubstanz wird auf einen bestimmten Körperteil gelegt.
- **Wickel:** Ein vorgewärmtes Tuch mit einer Wirksubstanz umschließt eine Körperregion ganz.
- **Einreibung:** Eine Substanz wird mit den Händen am ganzen Körper oder an einem Körperteil aufgetragen.
- **Waschung:** eine Körperreinigung mit einer Wirksubstanz und therapeutisch wirksamen Bewegungen
- **Bad:** Wasser mit einer Wirksubstanz und einer bestimmten Temperatur als Voll- oder Teilbad (zum Beispiel Handbad, Fußbad)

Sie helfen zum Beispiel bei

- Angst und Unruhe
- Schmerzen und Verspannungen
- Bauchkrämpfen und Verdauungsstörungen
- Schwäche und Erschöpfung
- Erkältung und Fieber
- Schwellung und Rötung

Kurzum: Wickel und Auflagen tun Körper und Seele gut. Ihre ganzheitliche Wirkung macht sie so interessant. Wickel und Auflagen können **akute Beschwerden** (zum Beispiel Schmerzen) lindern oder nach einer durchlebten Krise und in der **Rekonvaleszenz** stabilisierend wirken. Sie können aber auch als **Prophylaxe** eingesetzt werden: zum Beispiel bei wiederkehrenden Infekten im Hals- und Rachenbereich, bei chronischen Bronchialerkrankungen oder zur Entgiftung und Ausleitung.

Ein weiterer Vorteil: Im Gegensatz zu anderen äußeren Anwendungen müssen Sie bei einem Wickel oder einer Auflage nicht während der gesamten Wirkdauer anwesend sein. Sobald alles sitzt, haben Sie die **Hände wieder frei**. Wenn Sie sich selbst behandeln, dürfen Sie sich nun zurücklehnen und einfach nur genießen oder sich mit einer Auflage sogar bewegen. Wenn Sie einen anderen Menschen behandeln, können Sie etwas kochen, vorlesen oder eine Pause machen, während der Wickel oder die Auflage wirkt. Das ist gerade bei der Begleitung von kranken Kindern oder pflegebedürftigen Menschen sehr praktisch.

Wie unterscheiden sich Wickel und Auflagen?

Ein Wickel umschließt eine bestimmte Körperregion ganz: etwa den Hals, die Wade, den Bauch. Er wird für eine begrenzte Zeit angelegt. Während der Anwendung sollte die behandelte Person ruhig sitzen oder liegen.

Eine Auflage bedeckt nur eine bestimmte Körperstelle, zum Beispiel das Ohr, die Blasen- oder die Herzregion. Die kleinere Auflage ist wunderbar unkompliziert: Sie kann unter die Kleidung geschoben und am Körper getragen werden – oder die ganze Nacht über dort verbleiben.

Was hilft wann?

Ich habe Ihnen ab S. 112 eine Übersicht zusammengestellt, in der Sie konkrete Beschwerden (wie Husten oder Blähungen) finden können und die Sie direkt zu den passenden Wickeln oder Auflagen in diesem Buch leitet.

Für wen eignen sich Wickel und Auflagen?

Wickel und Auflagen können schon bei Säuglingen und bis ins hohe Alter angewandt werden. Jede Lebensphase hat ihre typischen Einsatzgebiete mit dazugehörigen kleinen Tricks. So würde ich zum Beispiel einem Baby keinen Wadenwickel machen, sondern die Füßchen in einen Waschhandschuh stecken.

Typische Anwendungsgebiete in verschiedenen Lebensphasen:

- Säuglinge: Bauchkrämpfe, Unruhe
- Kinder: Fieber, Husten
- Jugendliche: Menstruationsbeschwerden, Sportverletzungen
- Erwachsene: Stress, chronische Beschwerden
- alte Menschen: Bewegungseinschränkungen, Schmerzen

Wie wirken Wickel und Auflagen?

Bei jedem Wickel, bei jeder Auflage kommen drei Aspekte zusammen:

- eine bestimmte Wirksubstanz
- eine bestimmte Temperatur
- körperliche und seelische Berührungen

Die Wirksubstanz

Vor einigen Hundert oder Tausend Jahren hätten Sie die Blätter einer Pflanze oder ein verriebenes Mineral auf die Haut gelegt. Heute erhalten Sie in der nächsten Apotheke gebrauchsfertige Öle, Essenzen oder Salben, in denen die Heilkräfte der Natur für uns Menschen aufbereitet sind.

Grundsätzlich gilt:

- Ein Öl schenkt Hülle.
- Eine Essenz vermittelt Kühle.
- Eine Salbe hat eine Depotwirkung, wirkt also besonders lange nach.

Mitunter kommen für Wickel und Auflagen auch unverarbeitete Lebensmittel wie Zwiebeln oder Zitronen zum Einsatz.

Ich stelle Ihnen in einer Übersicht ab S. 110 einige Wirksubstanzen vor, die sich für Wickel und Auflagen bewähren. Dort nenne ich immer die Substanzen, wie sie in der Natur vorkommen (zum Beispiel Arnika), und gebe Ihnen kurze Hinweise zu ihrem Wesen und ihren typischen Anwendungsgebieten. Ob Sie sich dann für ein Öl, eine Essenz oder eine Salbe mit Arnika entscheiden, bleibt Ihnen überlassen.

Die Temperatur

Alle äußeren Anwendungen arbeiten nicht nur mit einer Wirksubstanz, sondern auch mit einem Temperaturreiz. Grob gesagt, geht es dabei um drei Temperaturbereiche: kalt, warm und heiß. Bei Wickeln und Auflagen steht Wärme an erster Stelle, wie Sie bei den Anleitungen lesen werden. Denn: Wärme gehört zum Menschen, sie fördert seine Entwicklung vom Mutterleib an. Immer geht es dabei um körperliche und seelische Wärme. Aber ist Wärme nur gut? Wann erzeugt sie Wohlbefinden und Abwehrkraft? Wann macht sie krank? Unsere Kerntemperatur liegt bei ca. 37 Grad – sowohl ein deutliches Darunter als auch ein deutliches Darüber bringen uns aus dem Gleichgewicht oder sogar in eine lebensbedrohliche Situation. Deshalb sollten wir uns Wärme zuführen, wenn wir ausgekühlt sind, Angst haben, unter Schock stehen oder wenn im Rahmen eines Infektes der Körper Fieber entwickeln möchte, um das Immunsystem zu unterstützen. Und wir sollten Wärme abgeben, wenn es uns zu warm ist. Mitunter sind mäßig temperierte oder kühle Anwendungen sinnvoll: Bei stumpfen Verletzungen, akuten Entzündungen, Gelenk- und Nervenschmerzen haben Wickel und Auflagen nur 10 bis 22 Grad. Mit der passenden Temperatur lässt sich der Heilungsprozess unterstützen.

Körperliche und seelische Berührungen

Genauso dringend wie eine angenehme Temperatur brauchen wir Menschen Berührungen. Das lässt sich beim Säugling beobachten, der auf dem Arm einschläft, wie auch beim alten Menschen, der eine Umarmung genießt. Besonders wertvoll sind Berührungen, die gleichermaßen von den Händen und vom Herzen kommen. Mit einem Wickel oder einer Auflage kommen Sie einem anderen Menschen nahe – und sollten das entsprechend achtsam tun. Denn Sie können nicht nur den Körper, sondern auch die Seele berühren.

Zu einem achtsamen Umgang mit Wickeln und Auflagen gehört, dass Sie dem behandelten Menschen Zeit lassen und bei Anwendungen im Brust- oder Lendenbereich seine Intimsphäre wahren. Dazu gehört auch, dass Sie fragen, ob die Temperatur angenehm ist, ob der Wickel bequem sitzt oder ob vielleicht noch eine Decke gewünscht wird. Versichern Sie sich immer, dass der Mensch, den Sie behandeln, gut durchgewärmt ist (insbesondere auch die Füße), damit er oder sie sich wirklich entspannen kann. Und dass Sie bei einer längeren Anwendung zwischendurch Kontakt aufnehmen, ohne sich aufzudrängen. Diese Balance zu finden, ist wahrscheinlich der anspruchsvollste Aspekt jeder äußeren Anwendung.

Übrigens: Wenn Sie sich selbst behandeln, sollten Sie ebenso achtsam mit sich sein. Je wohler Sie sich während der Anwendung fühlen, desto mehr können Sie von ihr profitieren.

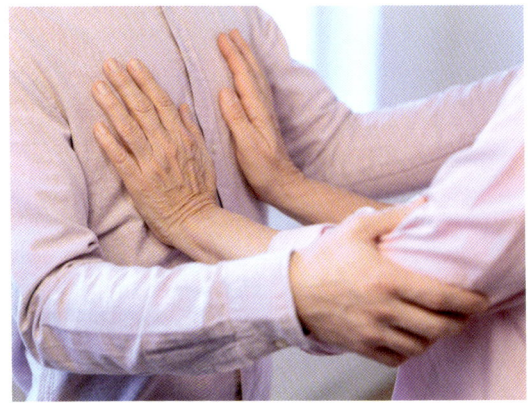

Mit einem Wickel oder einer Auflage berühren Sie Körper und Seele Ihres Gegenübers und sollten dabei achtsam vorgehen.

Die Haut – Mittlerin zwischen außen und innen

Weil Wickel und Auflagen von außen aufgelegt werden, kommt der Haut eine wichtige Rolle zu. Sie empfängt die Berührung, sie nimmt die Temperatur wahr und leitet die Wirksubstanz weiter. Was charakterisiert die Haut?

Die Haut ist unser größtes Organ. Sie übernimmt Atmung, Abgrenzung, Aufnahme von Sonnenlicht und Sinnesreizen, Schwitzen, Temperaturregelung und Begegnung. Sie reagiert allergisch auf reizende Stoffe von außen und zeigt mitunter ziemlich deutlich, wie es im Innern eines Menschen gerade aussieht. Die Haut ist dem Bewusstsein eng verbunden.

Lassen sich Wickel und Auflagen mit anderen Heilmitteln kombinieren?

Äußere Anwendungen sind eigenständige Heilmittel, die sich aber sehr gut mit Arzneimitteln und weiteren Therapieformen kombinieren lassen. So können Sie etwa einem Menschen, der bei einer Blasenentzündung Antibiotika einnimmt, begleitend einen Wickel mit Eukalyptusöl anbieten oder während einer Chemotherapie zusätzlich eine Auflage mit Moorextrakt (zum Beispiel Solum Öl der Firma WALA) machen. Sie müssen sich also nicht entscheiden, sondern können Wickel und Auflagen immer zusätzlich einsetzen. Eine derart ganzheitliche, oder integrative, Medizin hat nicht allein Heilung zum Ziel, sondern ebenso eine gesteigerte Lebensqualität und Selbstwirksamkeit.

Heilmittel seit Menschengedenken

Äußere Anwendungen sind die ältesten Naturheilverfahren. Solange es Menschen gibt, wurden Krankheiten oder Verletzungen behandelt, indem man Natursubstanzen auf die Haut legte und mit Gräsern oder später auch mit Stoffen befestigte. So sind aus vorchristlicher Zeit Packungen mit Nilschlamm, heiße Umschläge und Heilbäder überliefert. Die fortschrittliche römische Badekultur wurde im Mittelalter wiederbelebt, das Wissen um Heilkräuter systematisiert und weitergegeben. Oft waren es Klöster, in denen eine Hildegard von Bingen oder – Jahrhunderte später – ein Sebastian Kneipp die natürlichen Heilkräfte für den Menschen nutzbar machten.

Wir können heute an dieses alte Wissen anknüpfen. Es leistet uns auch bei scheinbar modernen Krankheitsbildern gute Dienste. Das Wohlbefinden fördern, den Stress abbauen, den Schlaf unterstützen und gesundheitliche Beschwerden lindern – diese Wirkungen schrieb schon der griechische Arzt Hippokrates (460–370 v. Chr.) den äußeren Anwendungen zu.

Bis in die 1960er-Jahre gehörten äußere Anwendungen ganz selbstverständlich zum schulmedizinischen Repertoire. Dann gerieten sie für einige Jahrzehnte fast in Vergessenheit, wurden aber von naturheilkundlich orientierten Medizinern und Therapeuten nach wie vor eingesetzt. Heute erleben äußere Anwendungen eine Renaissance: in der häuslichen Pflege wie auch auf Intensiv- oder Palliativstationen.

>»Kommt das Tuch kalt auf den Leib,
>so bringt es zuerst Frösteln, welches aber bald
>vorübergeht. Dann entsteht in Bälde eine
>behagliche Wärme. Sobald nun das nasse
>Tuch warm wird, findet eine Ausleitung aus
>dem Körper statt.«
>
>Sebastian Kneipp

Was Sie
brauchen

Der Materialbedarf für Wickel und Auflagen ist sehr überschaubar – wie Sie beim Blick auf meine Checkliste feststellen werden. Ich empfehle gern, sich alles in Ruhe bereitzulegen, damit während der Anwendung keine Hektik aufkommt.

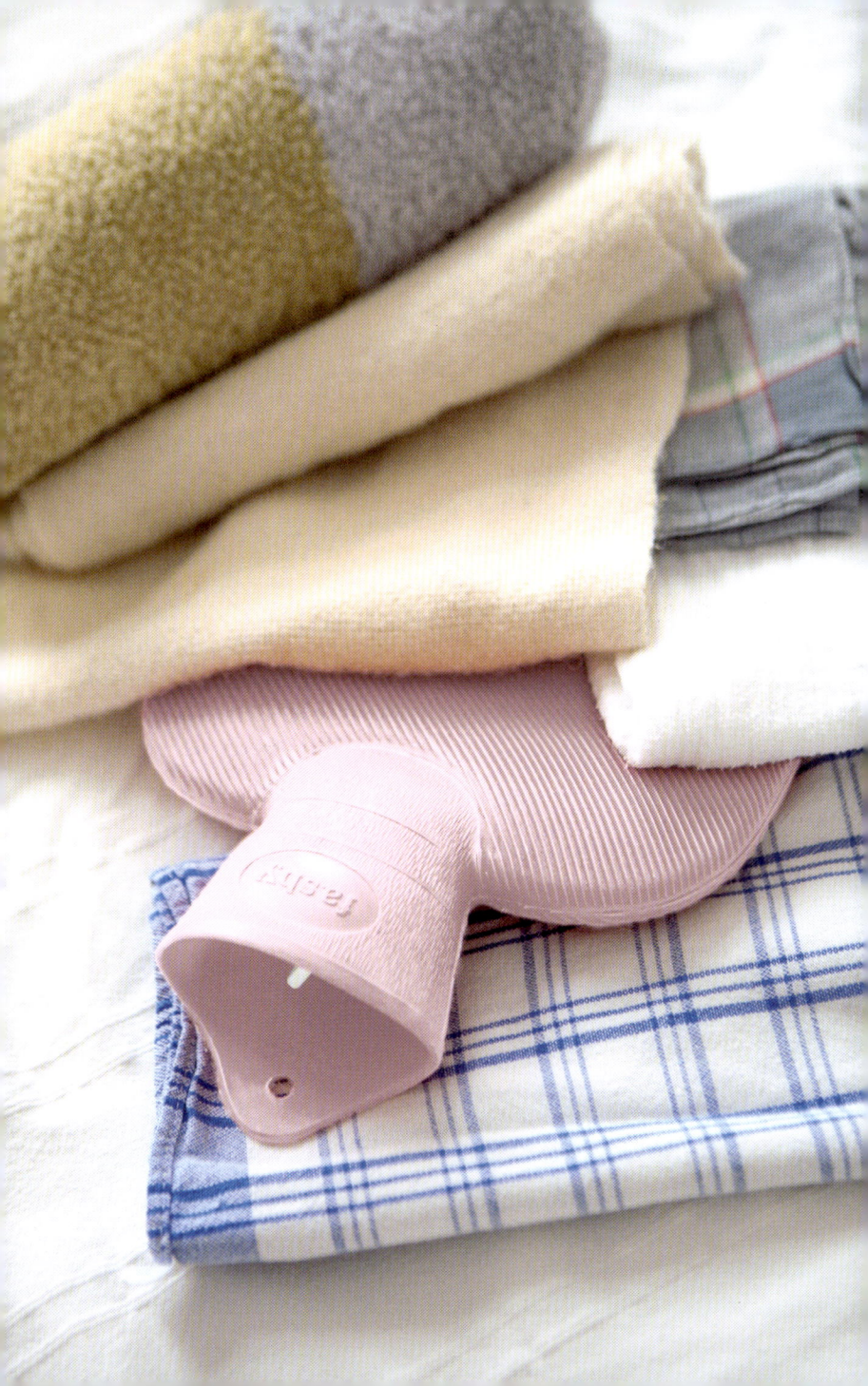

Mit diesen Materialien
wickeln Sie perfekt

Naturmaterialien – die Auswahl ist groß

Sie werden wahrscheinlich alles, was Sie für einen Wickel oder eine Auflage brauchen, zu Hause haben. Und wenn nicht, improvisieren Sie. Selbst wenn keine passende Wirksubstanz griffbereit ist, können Sie einen Wickel oder eine Auflage in der Not auch »ohne« machen – eine Anleitung für den heißen Leibwickel finden Sie auf S. 72 f. Allein die warmen Tücher, die Feuchtigkeit und Ihre Zuwendung tun gut.

Zunächst einmal benötigen Sie Tücher bzw. ein Stück Stoff als Träger für die Wirksubstanz, die Sie im Wickel oder in der Auflage einsetzen möchten. Wichtig ist, dass Sie hierbei auf Naturmaterialien achten, damit es nicht zu einem Hitzestau kommt. Je nach Art des Wickels oder der Auflage und je nachdem, was Sie damit erreichen möchten, bieten sich Baumwolle, Seide, Leinen oder Wolle an. Diese lassen die Haut atmen und unterstützen die Temperaturregulierung. **Baumwolle** nimmt sehr viel Feuchtigkeit auf, trocknet aber langsam, ist hautfreundlich und gut waschbar (Kochwäsche, 95 Grad). **Leinen** nimmt ebenfalls Feuchtigkeit auf, gibt sie jedoch schnell wieder ab, wirkt kühlend, ist hautfreundlich, strapazierfähig und langlebig (Kochwäsche, 95 Grad). **Wolle** ist ein sehr guter Wärmespeicher, nimmt viel Feuchtigkeit auf, ohne sich nass anzufühlen, benötigt aber eine besondere Pflege (Handwäsche oder Auslüften). **Seide** nimmt Wärme gut an, kühlt schnell aus und ist besonders für empfindliche Haut geeignet.

Tipp: **Fertige Wickelsets**

Sie können auch fertige Wickelsets kaufen, die bereits alle Materialien in praktischen Größen enthalten. Fragen Sie in Ihrer Apotheke oder nutzen Sie spezielle Anbieter wie Wickel & Co. (siehe Anhang).

Was Sie für Wickel und Auflagen brauchen:

- ein Stück Stoff aus Baumwolle oder Seide (zum Beispiel ein Stofftaschentuch oder ein Geschirrtuch)
- ein langes Handtuch, ein Moltontuch oder einen Schal
- für eine Auflage zusätzlich etwas Heilwolle (naturbelassene Wolle, erhältlich in der Apotheke oder speziellen Onlineshops) und evtl. auch einen Waschhandschuh als sogenanntes »Seelchen«
- eine große oder zwei kleine Wärmflaschen
- eine kleine Plastiktüte
- Wollsocken
- eine Wirksubstanz Ihrer Wahl

Bewährte Wirksubstanzen

Es lohnt sich, stets einige Wirksubstanzen für den Einsatz als Wickel oder Auflage vorrätig zu haben. Sie können sich dabei an den »Klassikern« für Wickel und Auflagen orientieren oder Ihre persönliche Hausapotheke zusammenstellen. Schließlich wissen Sie selbst am besten, ob Sie eher unter Schlafstörungen oder unter Bauchkrämpfen leiden.

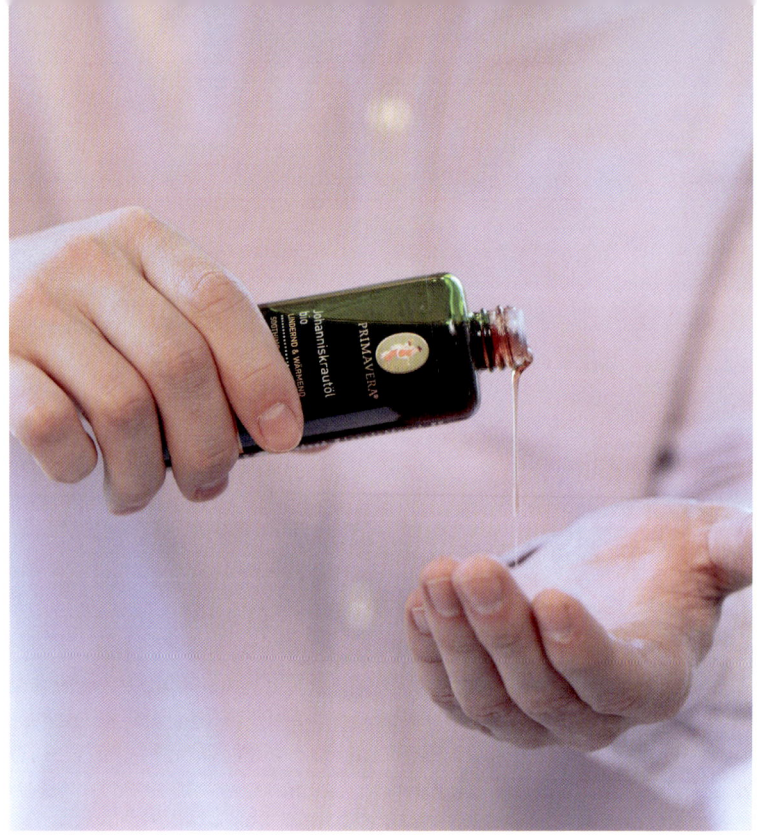

Ein hochwertiges Öl aus einer Heilpflanze spricht
alle Sinne an und schenkt Hülle.

Zu den Klassikern gehören aus meiner Sicht:

- **etwas gegen Schmerzen:** zum Beispiel das Aconit Schmerzöl und Solum Öl der WALA Arzneimittel oder eine Schmerzsalbe (Retterspitz, Kytta, Voltaren o. Ä.)
- **etwas bei Prellungen, Verstauchungen, blauen Flecken:** zum Beispiel eine Arnika-Essenz
- **etwas bei Verdauungsbeschwerden:** zum Beispiel ein Öl von Melisse oder Sauerklee (bekannter als Oxalisöl)

- **etwas gegen Unruhe:** zum Beispiel ein Lavendelöl oder eine Salbe mit Gold
- **etwas bei grippalen Infekten:** zum Beispiel ein Eukalyptusöl oder ein Bronchialbalsam sowie Zitrone und Zwiebel
- **etwas zum Aufwärmen/für den Kreislauf:** zum Beispiel ein Rosmarinöl

Während Sie eine Schmerzsalbe oder einen Bronchialbalsam wahrscheinlich schon eingesetzt (oder sogar zu Hause in der Schublade) haben, sind Ihnen medizinische Öle vielleicht nicht gleichermaßen vertraut. Es handelt sich hierbei meist um ätherische Öle in verdünnter Form (üblich sind 10%ige Öle). Das ist wichtig, denn ätherische Öle in Reinform dürfen Sie gerne ins Duftlämpchen, nicht aber direkt auf die Haut geben.

Ätherische Öle

Ätherische Öle sind pflanzliche Duftstoffe, die in Blüten, Blättern, Samen, Schalen, Wurzeln oder Harzen zu finden sind. Im Pflanzenreich können sie Insekten anlocken oder Schädlinge fernhalten. In der Naturheilkunde werden sie für ihre therapeutische Wirkung geschätzt.

Da ätherische Öle die Haut reizen, dürfen sie nicht direkt aufgetragen werden, sondern nur in verdünnter Form. Meist sind sie in einem Trägeröl gelöst. So erklärt sich auch die typische Prozentangabe auf der Verpackung: Ein 10%iges Rosmarinöl enthält 10% ätherisches Öl und 90% Trägeröl, zum Beispiel ein Sonnenblumenöl. In dieser Form erhalten Sie Heilpflanzenöle in der Apotheke.

Außer Salben (bzw. Balsamen, Gelen) und Ölen sind Essenzen die Dritten im Bunde. Bei Essenzen handelt es sich um Wirkstoffe, die in Alkohol gelöst sind. Die drei Wirkstofftypen haben ganz unterschiedliche Eigenschaften:

- Ein Öl schenkt Hülle.
- Eine Essenz vermittelt Kühle.
- Eine Salbe hat eine Depotwirkung, wirkt also besonders lange nach.

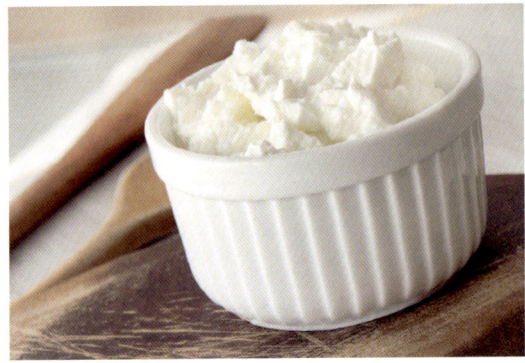

Bei empfindlicher Haut oder bei starken Rötungen und Schwellungen sollten Sie auf Quark als sanfte Alternative ausweichen.

Quark als Träger von Essenzen

Medizinische Essenzen enthalten immer Alkohol. Deshalb sollten Sie die Essenz bei Menschen mit empfindlicher Haut verdünnen oder – besser noch – mit Quark mischen. Der Quark hat den Vorteil, dass er Hitze aufnimmt und so kühlend und schmerzlindernd wirkt (siehe auch S. 63 f.).

So sinnlich sind Wickel und Auflagen

Bei äußeren Anwendungen sind alle Sinne beteiligt: Man riecht die Substanz (hat den Quark oder die Zitrone beinahe auf der Zunge). Man sieht die bunte Wärmflasche oder den schönen Wollschal. Man hört das leise Plätschern von Wasser in einer Schale. Man spürt die Materialien, die Temperatur, den Halt der Tücher. Und: die Zuwendung.

Wichtig ist, keine zusätzlichen Geräusche anzubieten (TV, Radio, auch keine noch so schöne Hintergrundmusik), damit sich die Sinne ganz auf die Anwendung einlassen können. Denn sie sind das Tor von der Außenwelt zum Innenleben, das wir mit einem Wickel oder einer Auflage berühren möchten.

Damit eine äußere Anwendung zur vollen Entfaltung kommen kann, sollten Sie auf individuelle Vorlieben und Abneigungen achten.

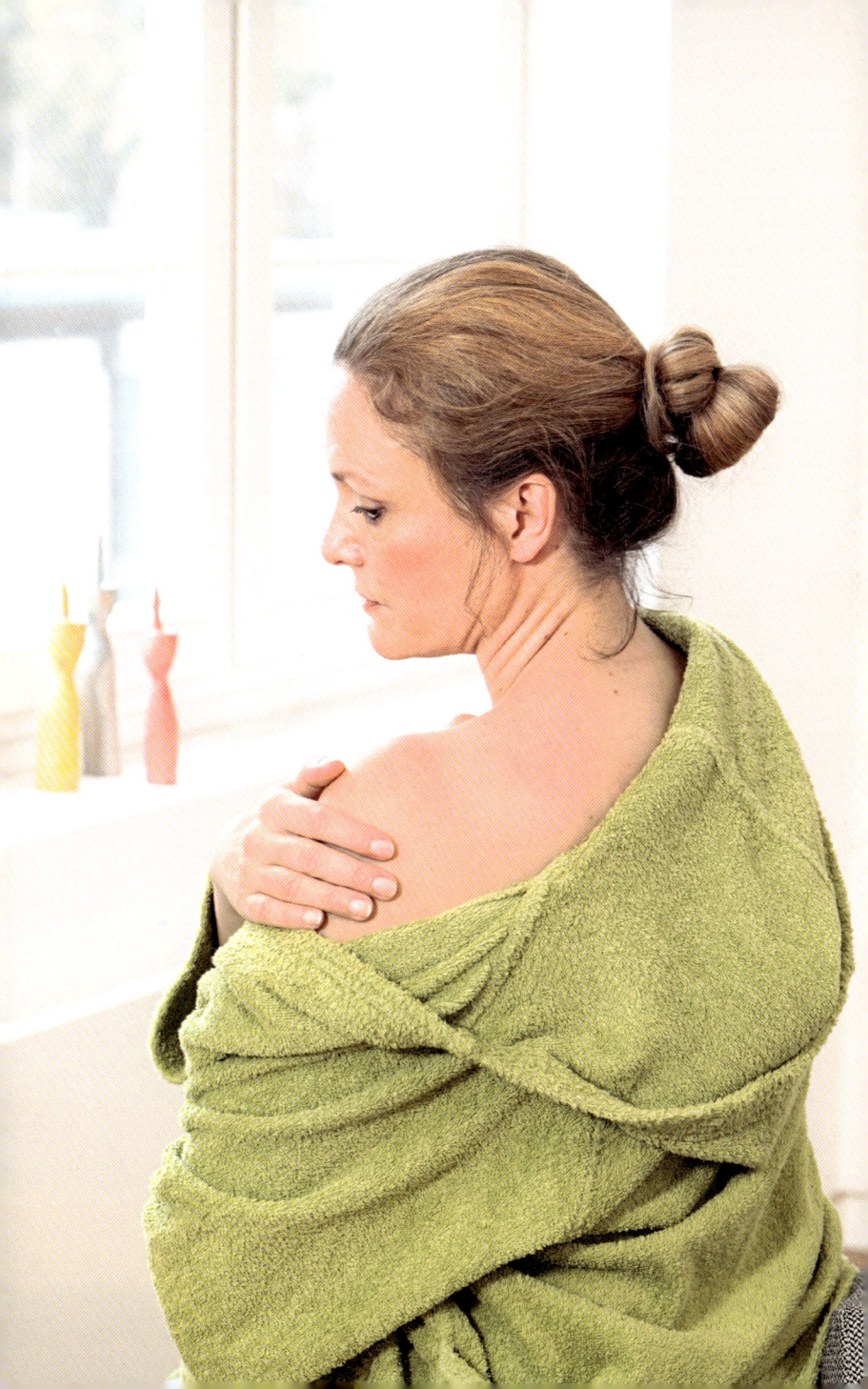

Körper, Geist und Seele
verbinden

Genauso wichtig wie Tücher, Wärmflaschen und Wirksubstanzen ist – wie bereits erwähnt – Ihre Achtsamkeit. Denn: Wickel und Auflagen sind immer ein Dialog zwischen zwei Menschen (oder zwischen Ihrem gebenden und empfangenden Selbst), zwischen Körper und Seele. Diese ganzheitliche Wirkweise zeichnet alle äußeren Anwendungen aus. So können auch Wickel und Auflagen mehr als nur die Heilung beschleunigen. Sie laden dazu ein, ins eigene gesunde Gleichgewicht zurückzufinden. Damit dieser Dialog gelingen kann, braucht es eine kleine Einstimmung. Ich persönlich stelle mir vor jeder Anwendung die Frage:

Wer bist du, was brauchst du?
Das frage ich mich auch bei mir gut bekannten Menschen oder wenn ich mich selbst behandle. Im Sinne von: Wer bist du heute? Die, die schlecht geschlafen hat und mit dem Tag nicht richtig warm wird? Der mit den Schmerzen, der mit zusammengebissenen Zähnen nach Hause kommt? Brauchst du/brauche ich eher eine schützende Hülle oder eine Stärkung? Linderung für meine körperlichen Beschwerden oder Streicheleinheiten für meine Seele?
Rolf Heine, Gesundheits- und Krankenpfleger sowie Geschäftsführer der Akademie für Pflegeberufe in Filderstadt, sieht zwölf Grundbedürfnisse des Menschen und zwölf Gesten, die bei der Erfüllung dieser Grundbedürfnisse helfen:

Aufrichten, Reinigen, Nähren, Entlasten, Schützen, Raum geben, Hüllen, Ausgleichen, Anregen, Belasten, Erwecken, Bestätigen
Das Spannende dabei: Ich kann jede Geste auf der körperlichen wie auch auf der seelischen Ebene anbieten. Immer sind Wickel und Auflagen eine wertvolle Unterstützung!

12 pflegerische Gesten

Aufrichten

Bestätigen   Reinigen

Erwecken   Nähren

Belasten   Entlasten

Anregen   Schützen

Ausgleichen   Raum geben

Hüllen

Aufrichten: Ich kann einen Menschen im Sessel oder im Bett aufrichten oder ich kann ihm einen Wunsch erfüllen, ich kann ihn loben, ich kann ihm eine Freude machen – und ihn so im übertragenen Sinne aufrichten. Eine begleitende Anwendung kann hier zum Beispiel eine Einreibung mit Rosmarinöl oder eine Salbenauflage mit Kupfer Salbe rot von WALA an den Fußsohlen sein.

Reinigen: Hier geht es nicht nur um eine achtsame Körperpflege, sondern auch um ein seelisches Reinigen: Ich kann zuhören, wenn sich der andere etwas von der Seele spricht und es mir sozusagen übergibt. Begleitende Anwendung: zum Beispiel ein Öl Ihrer Wahl im Badewasser oder Fußbad.

Nähren: Wenn ein Mensch krank ist, kann ich ihn mit einer passenden Nahrung unterstützen (Schonkost oder auch etwas zum Aufpäppeln). Ich kann aber auch seelische Nahrung anbieten, indem ich dem Kind eine Geschichte vorlese oder den alten Menschen nach seiner Biografie frage und Interesse an ihm zeige. Begleitende Anwendung: zum Beispiel Bauchauflage mit Oxalisöl.

Entlasten: Vielleicht schiebe ich ein Kissen unter die Knie und schaffe so eine ganz konkrete Entlastung. Oder ich frage nach, wo es denn im übertragenen Sinne drückt: Hat das Kind Angst vor einer Prüfung, der Teenager Liebeskummer? Kann ich meiner alten Mutter ein Telefonat abnehmen? Begleitende Anwendung: zum Beispiel Herzsalbenlappen mit Aurum Salbe von WALA oder ein Handbad mit Lavendelöl.

Schützen: Kann heißen: Die Vorhänge zuziehen, die Heizung aufdrehen – oder darauf achten, dass nicht ständig der Fernseher läuft und zu viel Besuch kommt. Begleitende Anwendung: Mit jeder äußeren Anwendung wird die Haut gepflegt und die Heilung unterstützt – so ist Schutz eigentlich immer inklusive.

Raum geben: Welchen äußeren Rahmen braucht ein kranker Mensch? Soll er mitten im Wohnzimmer liegen, damit er am Familienleben teilnehmen kann? Oder doch lieber im stillen Kämmerlein? Kann er sich ohne Anstrengung bemerkbar machen (ich empfehle gerne ein Glöckchen), ist alles Wichtige in Griffweite? Begleitende Anwendung: zum Beispiel Fuß- oder Vollbad mit dem Solum Öl von WALA oder mit der Edeltannen Bade-Essenz von Weleda.

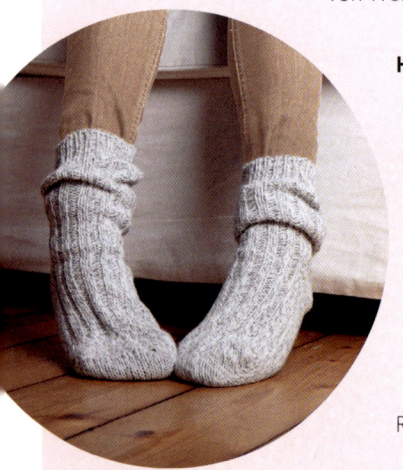

Hüllen: Wollsocken oder die Bettdecke, die nach einer vertrauten Person riecht, können einen Menschen umhüllen, wärmen und trösten. Bei allem Kümmern um andere brauchen Sie selbst vielleicht eine schützende Hülle. Bitte immer wieder kurz innehalten, einen Tee trinken und dann erst weitermachen. Auch Sie haben das Recht, müde und überfordert zu sein. Begleitende Anwendung: zum Beispiel Brustwickel mit Rosenöl.

Ausgleichen: Ein kranker Mensch ist deshalb krank, weil er aus dem gesunden Gleichgewicht geraten ist – auf einer physischen, seelischen oder geistigen Ebene. Alle äußeren Anwendungen haben das Ziel, auszugleichen. Wo ein Zuviel ist, nehmen sie etwas weg. Wo ein Zuwenig ist, regen sie an. Deshalb gibt es für diesen Aspekt keine spezifische Empfehlung.

Anregen: Mit wachen Sinnen gehen wir durch die Welt und holen uns Anregungen. Was braucht ein kranker Mensch? Ein Gespräch, um Mut zu fassen? Eine Perspektive, wie es weitergeht? Begleitende Anwendung: zum Beispiel Handbad mit Rosmarinöl.

Belasten: Belasten ist hier in einem positiven Sinne zu verstehen, denn die tagtägliche Belastung des Körpers hält uns gesund. Wenn ein kranker Mensch zum Fenster tritt, sich an die Bettkante setzt oder etwas trinkt, dann ist das eine gute Belastung. Begleitende Anwendung: zum Beispiel Fußbad mit Schlehenöl.

Erwecken: Wer nur im Bett liegt, kommt schnell ins Grübeln oder in eine trübe Stimmung. Lenken Sie die Gedanken auf die Außenwelt: Was gibt es Neues in der Schule, in der Familie, was steht in der Zeitung, gibt es schon frische Erdbeeren, schauen wir heute Abend gemeinsam einen Film? Begleitende Anwendung: zum Beispiel Handbad mit Johanniskrautöl.

Bestätigen: Durch Berührung erfahre ich, dass ich bin. Es kann ein Blick in die Augen sein, ein berührendes Wort oder die warme Hand am Rücken, die einen Menschen stärkt oder mit einem Öl einreibt. Begleitende Anwendung: zum Beispiel Rückeneinreibung mit Malvenöl.

Indem ich überlege, welche Geste gerade hilfreich sein könnte, finde ich die passende Haltung, um eine Anwendung zu begleiten. Und ich finde auch ganz konkret die passende Wirksubstanz und Temperatur. So bekommt mein Gegenüber, was es braucht.

Wickeln Sie los!

Nun ist es an der Zeit, dass Sie Wickel und Auflagen ausprobieren. Vielleicht sind Sie selbst Ihr erster Patient bzw. Ihre erste
Patientin? Dann können Sie sozusagen ohne Publikum üben und
sind bei der ersten Anwendung an einem anderen Menschen
nicht mehr so aufgeregt. Orientieren Sie sich einfach an den in
diesem Kapitel vorgestellten Grundanleitungen.

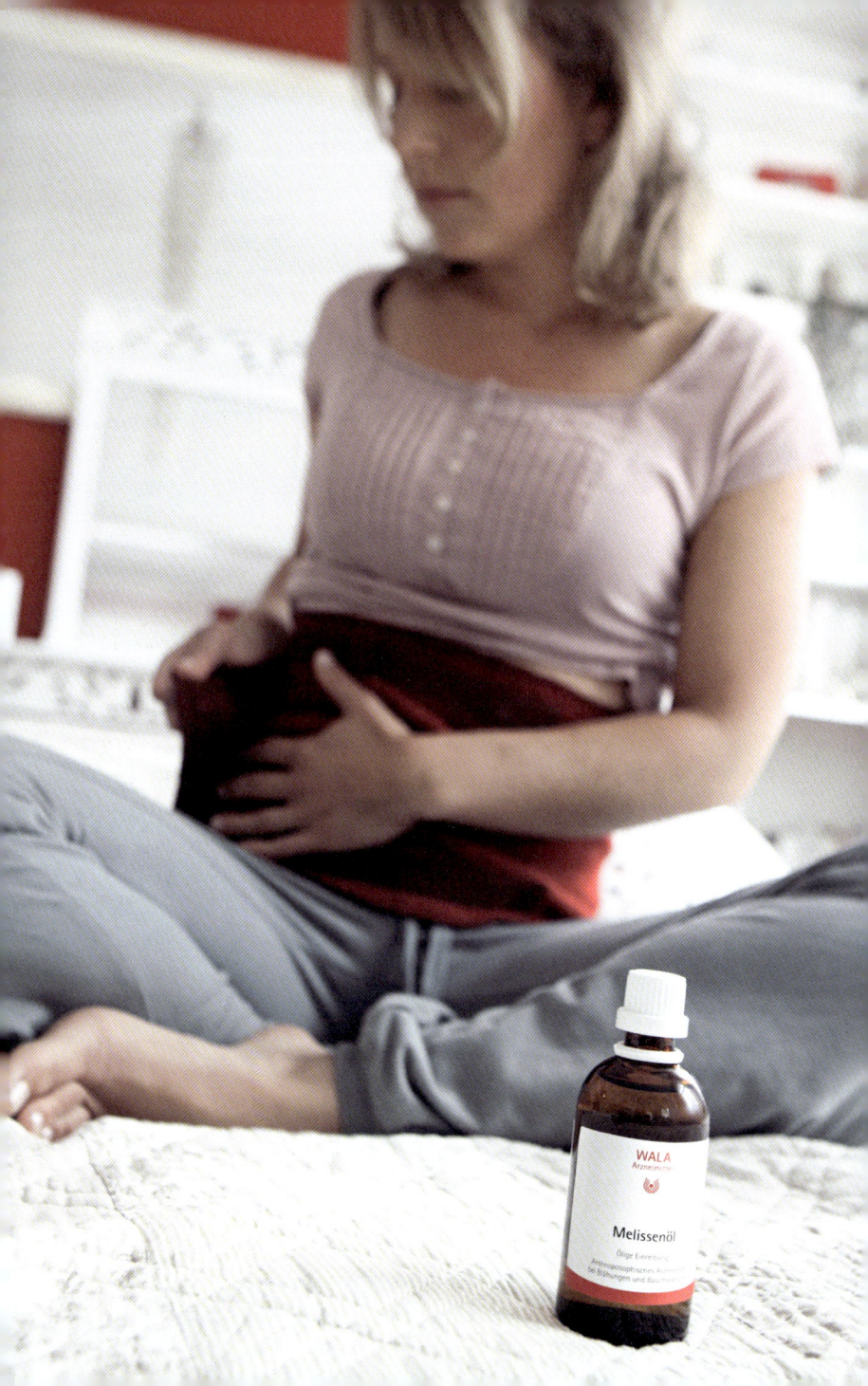

Sich **fokussieren**

So unterschiedlich die einzelnen Wickel und Auflagen auch sind – bei der Vorbereitung können Sie sich immer an den folgenden fünf Schritten orientieren. Sie werden Ihnen bald so vertraut sein, dass Sie die Checkliste gleich im Kopf abhaken. Für alle nun folgenden Anleitungen für Wickel und Auflagen gelten diese fünf vorbereitenden Schritte:

1. Wählen Sie zunächst eine Wirksubstanz (dabei hilft Ihnen die Übersicht auf S. 110 f.) und einen Temperaturbereich aus.

Wie bereits im ersten Kapitel beschrieben, arbeiten wir beim Thema Wickel und Auflagen auch mit einem Temperaturreiz, genauer gesagt mit drei unterschiedlichen Wärmebereichen: heiß, warm und kalt. Warme Anwendungen werden als angenehm empfunden, weil der Körper in seiner Komfortzone bleiben kann. Im Gegensatz dazu sind heiße wie auch kalte Anwendungen eine Provokation. Sie fordern den Körper heraus, er muss reagieren – das ist anstrengend. Deshalb sollten Sie heiße oder kalte Wickel bzw. Auflagen nicht bei Säuglingen oder geschwächten Menschen anwenden. Im Folgenden sind die drei Wärmebereiche nochmals genauer definiert:

- **35 bis 45 Grad heiß:** durchwärmt, reduziert Spannungszustände, kann Sekrete und Krämpfe lösen
- **25 bis 28 Grad warm:** wird bei chronischen Schmerzen und rheumatischen Beschwerden eingesetzt, wenn keine Entzündung vorliegt

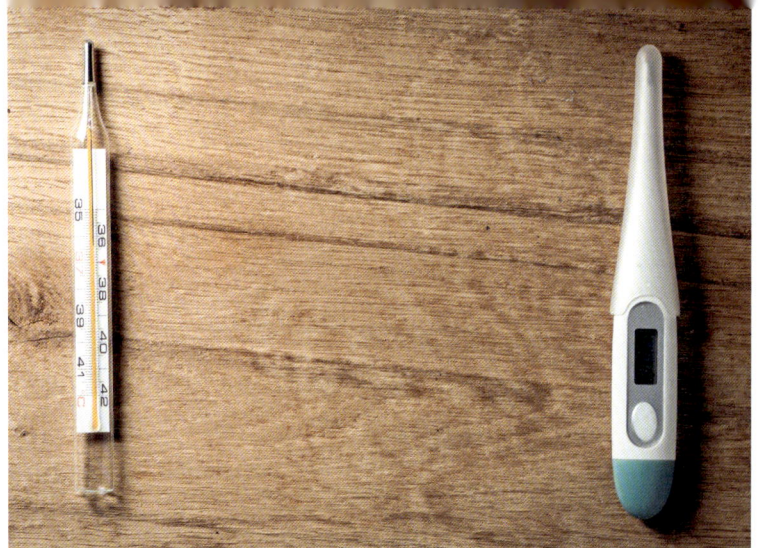

Der Temperaturreiz spielt bei Wickeln und Auflagen eine wichtige Rolle. Wählen Sie deshalb den Temperaturbereich sorgfältig aus.

- **10 bis 22 Grad kalt:** eignet sich bei Verstauchungen, Quetschungen, Prellungen und akuten Entzündungen sowie bei Hals-, Gelenk- und Nervenschmerzen

2. Entscheiden Sie sich, ob es ein Wickel oder eine Auflage sein soll. Überlegen Sie dabei, was dem Menschen, den Sie behandeln, guttut und was in der konkreten Situation am besten passt. Grundsätzlich können Sie frei wählen, ob Sie Beschwerde X lieber mit einem Wickel oder einer Auflage behandeln. Entscheidend für die Auswahl ist nicht die Wirksubstanz, sondern der Mensch bzw. die momentane Situation.

Der Mensch: Wer Atemnot hat, hält einen Wickel kaum aus, genießt aber eine Auflage. Wer friert oder Angst hat, fühlt sich von einem Wickel umhüllt und geborgen.

Die Situation: Ein Wickel umhüllt, gibt Halt, macht den behandelten Menschen aber unbeweglich, weil er liegen muss. Zudem darf ein Wickel nur eine begrenzte Zeit wirken. Eine Auflage begrenzt weniger, weil sie –

wie der Name schon sagt – nur aufliegt und man sich mit ihr frei bewegen kann. Sie kann den ganzen Tag über oder die ganze Nacht getragen werden.

3. Bereiten Sie die Materialien gut vor, sodass Sie die Anwendung zügig durchführen können und der behandelte Mensch nicht auskühlt oder unruhig wird.

4. Schließen Sie vor der Anwendung immer für einen Moment die Augen und stimmen Sie sich ein, bevor Sie den Wickel anlegen oder die Auflage auflegen.

5. Vielleicht notieren Sie im Nachhinein, was Sie beim nächsten Mal anders machen würden (zum Beispiel die Heizung früher hochdrehen, mehr Zeit einplanen, eine andere Substanz auswählen). Bitte experimentieren Sie aber nicht während der aktuellen Anwendung, sondern schließen Sie diese erst in Ruhe ab.

»Der oberste Grundsatz ist das Wohlbefinden
während und nach einer Anwendung.«

Ursula Uhlemayr, Gesundheitsberaterin,
Dozentin für Naturheilverfahren, Wickelexpertin

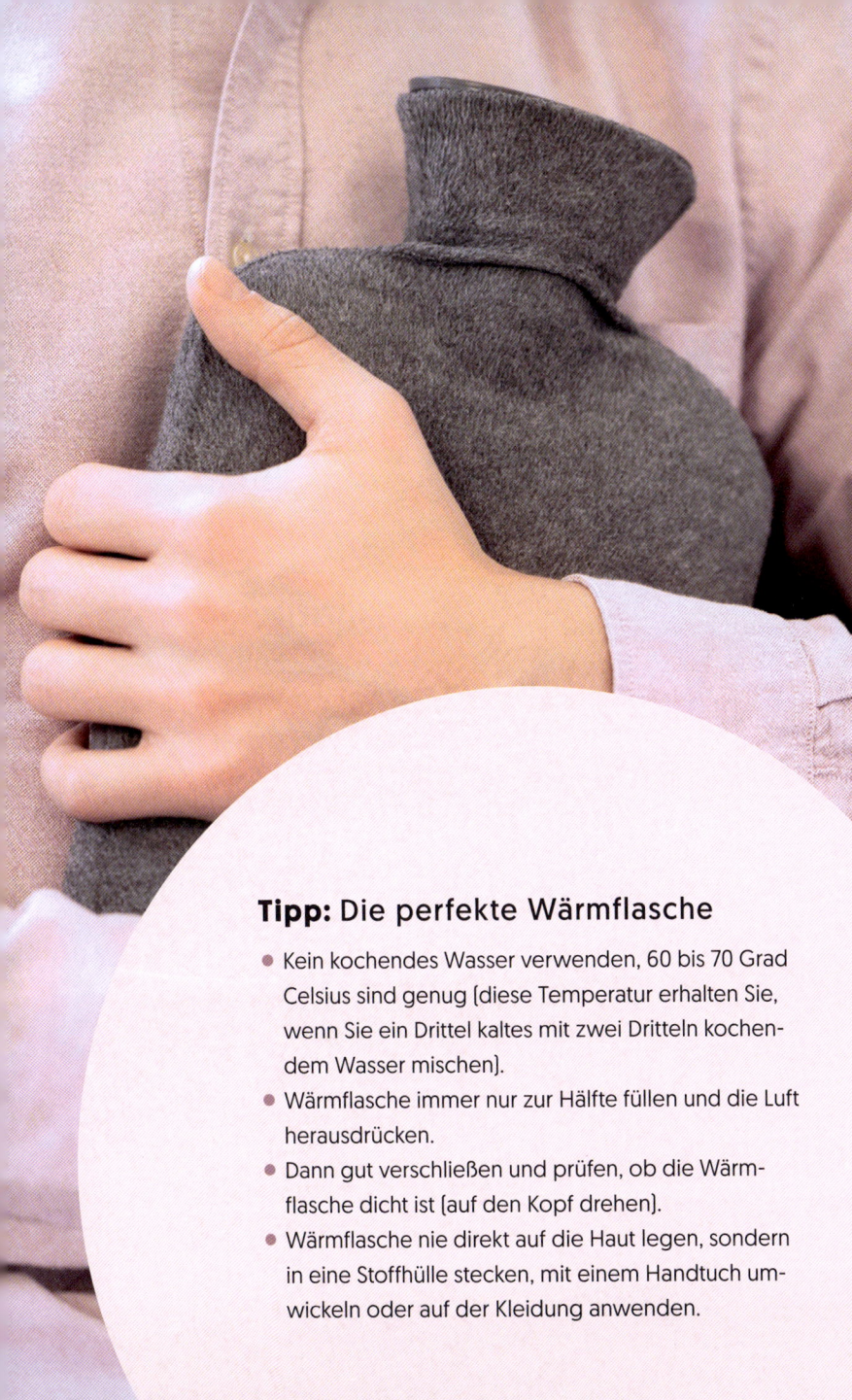

Tipp: Die perfekte Wärmflasche

- Kein kochendes Wasser verwenden, 60 bis 70 Grad Celsius sind genug (diese Temperatur erhalten Sie, wenn Sie ein Drittel kaltes mit zwei Dritteln kochendem Wasser mischen).
- Wärmflasche immer nur zur Hälfte füllen und die Luft herausdrücken.
- Dann gut verschließen und prüfen, ob die Wärmflasche dicht ist (auf den Kopf drehen).
- Wärmflasche nie direkt auf die Haut legen, sondern in eine Stoffhülle stecken, mit einem Handtuch umwickeln oder auf der Kleidung anwenden.

So gelingt **der Wickel**

Sie können selbst sehr viel dafür tun, dass Ihre Patientin oder Ihr Patient vollumfänglich von dem Wickel oder der Auflage profitiert, die Sie anwenden möchten. Die wichtigsten Punkte habe ich hier zusammengefasst:

- Lüften Sie das Zimmer und sorgen Sie für eine angenehme Raumtemperatur und Ruhe (Fernseher, Musik ausschalten).
- Wer die Anwendung empfängt, sollte vorher die Blase entleeren und – falls der Bauchbereich behandelt wird – eine halbe Stunde zwischen Essen und Anwendung verstreichen lassen.
- Stellen Sie sicher, dass Hände und Füße der/des Behandelten warm sind, bevor Sie einen Wickel oder eine Auflage anlegen. Ich empfehle, immer Wollsocken zu tragen.
- Wenden Sie einen Wickel oder eine Auflage nur auf intakter Haut an. Wenn Sie unsicher sind, sprechen Sie mit medizinischen Fachleuten.
- Seien Sie vorsichtig mit hautreizenden Substanzen wie Ingwer, Meerrettich oder Senf und auch mit Wärmespeichern wie Leinsamen oder Kartoffeln.
- Verwenden Sie ätherische Öle nur in verdünnter Form, auch sie können die Haut reizen.
- Kinder und ältere Menschen haben eine besonders dünne Haut und reagieren stärker auf Temperaturreize oder Wirkstoffe. Deshalb eher im temperiert warmen Bereich bleiben und die Wirksubstanzen vorsichtig dosieren (d.h. lieber zunächst weniger nehmen).
- Fragen Sie die Person, die Sie behandeln (oder sich selbst), ob die Anwendung so angenehm ist, und verändern Sie ggf. noch einmal den Sitz der Tücher, die Temperatur der Anwendung oder des Raums usw. Babys, sehr zurückhaltende oder auch demente Menschen werden Ihnen diese Frage

nicht beantworten. Umso wichtiger ist es, sie genau zu beobachten. Wer die Nase rümpft, mag wahrscheinlich den Duft der ausgewählten Wirksubstanz nicht besonders. Wer fröstelt, für den ist der Temperaturreiz zu stark [dieser kann sowohl zu niedrig als auch zu hoch sein].

- Ganz wichtig: Führen Sie nie mehr als eine bis maximal zwei Anwendungen pro Tag durch. Wenn es zwei werden, dann bitte einen deutlichen zeitlichen Abstand dazwischen einplanen, also zum Beispiel einen Wickel am Vormittag, eine Auflage am Abend anlegen.

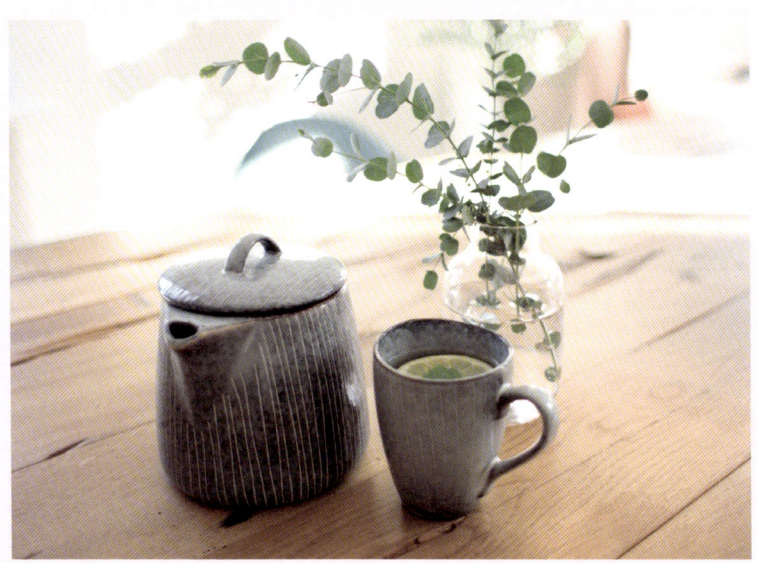

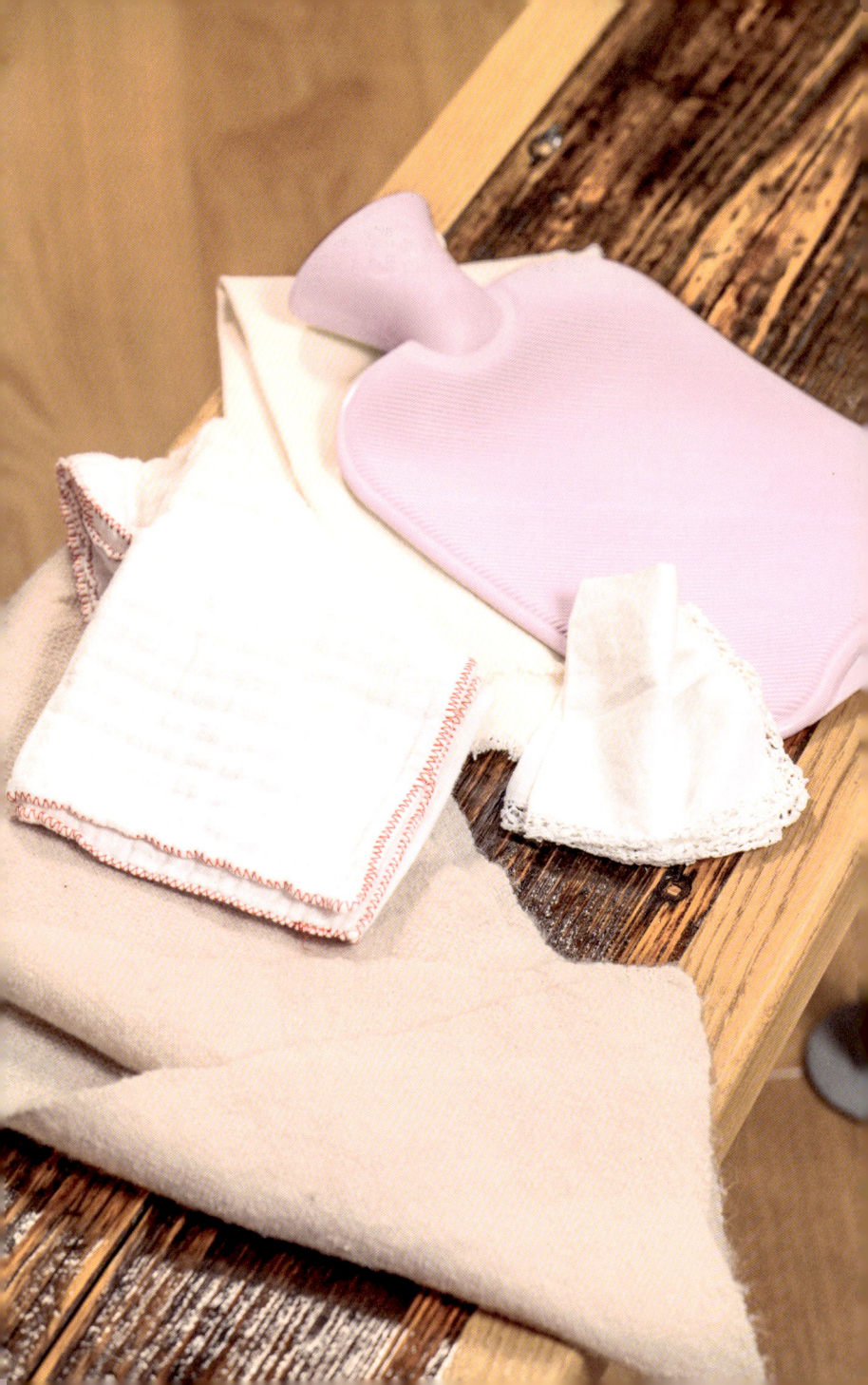

Die Grundanleitungen für
Wickel und Auflagen

Auf den folgenden Seiten finden Sie genaue Informationen dazu, wie eine Anwendung mit den Wirksubstanzen Öl, Salbe und Essenz durchgeführt wird. Dabei sind manche Schritte identisch, andere unterscheiden sich. Zur besseren Übersicht bei der praktischen Umsetzung habe ich die einzelnen Anleitungen möglichst ausführlich beschrieben; so müssen Sie nicht im Buch vor- oder zurückblättern. Was Sie natürlich immer brauchen: Tücher!

Die verschiedenen Tücher **für Wickel**

- Das **Substanztuch** ist der Träger der Wirksubstanz. Es hat die Größe der behandelten Körperstelle und wird immer doppelt gelegt. Sie können ein Stofftaschentuch oder ein Geschirrtuch verwenden.
- Ein **Zwischentuch** brauchen Sie nur, wenn Sie mit Essenzen arbeiten oder wenn Ihr Wickeltuch empfindlich, also zum Beispiel ein schöner Wollschal ist. Das Zwischentuch schützt das Wickeltuch vor Feuchtigkeit und der Wirksubstanz. Ideal ist ein Geschirrtuch.
- Das **Wickeltuch** umhüllt und hält die Temperatur. Es muss so lang sein, dass es den Körperteil etwa 1,5 Mal umschließt. Geeignet ist ein Handtuch, ein Moltontuch oder ein Wollschal.

Grundanleitung für einen Wickel mit einem Öl als Wirksubstanz

Pflanzliche Öle sind Wirksubstanzen voller Sonnenlicht und Lebenskraft. Sie haben immer einen wärmenden Aspekt. Die Öle, die Sie für einen Wickel oder eine Auflage in der Apotheke kaufen, sind in der Regel Mischungen aus einem ätherischen Öl und einem Trägeröl. Ein 10%iges Rosenöl enthält zum Beispiel 10% ätherisches Rosenblütenöl und 90% Sonnenblumenöl o.Ä. Da ätherische Öle die Haut reizen, dürfen sie nicht direkt aufgetragen werden, sondern nur in derart verdünnter Form. Davon abgesehen ist gerade ein ätherisches Rosenblütenöl so kostbar und entsprechend teuer, dass Sie es bestimmt nicht unverdünnt auf Ihr Substanztuch träufeln würden.

Sie brauchen für diese Art Wickel

- ein Substanztuch
- evtl. ein Zwischentuch
- ein Wickeltuch
- eine Wärmflasche
- eine Plastiktüte
- ein Öl

Anleitung

Der Mensch, den Sie behandeln möchten, hat es sich auf einem Sessel oder Sofa bequem gemacht (egal, ob im Sitzen oder Liegen).

1. Legen Sie das Substanztuch doppelt und beträufeln Sie es mit dem Öl (Menge je nach Größe des Tuchs, bei einer Größe von 5 × 10 cm brauchen Sie ca. 16 Tropfen).

2. Stecken Sie das Substanztuch in eine kleine Plastiktüte (lebensmittelecht) und legen Sie es für 2 Minuten in eine zusammengeklappte Wärmflasche (oder zwischen zwei kleine Wärmflaschen). Durch die Wärme verteilt sich das Öl auf dem gesamten Substanztuch.

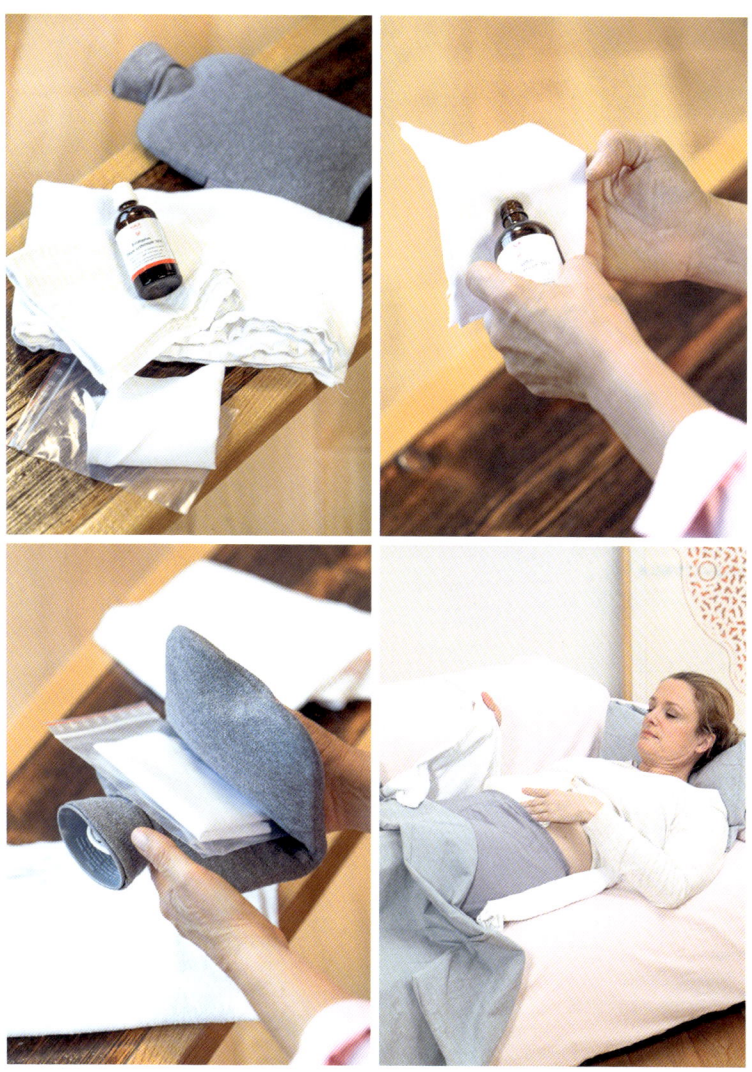

Tipp: Sie können Zwischentuch und Wickeltuch obenauf legen und gleich mit anwärmen.

3. Nun bitte das warme Substanztuch aus der Plastiktüte nehmen und auf die entsprechende Körperstelle legen.
4. Anschließend legen Sie das Zwischentuch auf das Substanztuch und umschließen beide Lagen mit dem Wickeltuch.
5. Lassen Sie den Wickel für 15 bis 20 Minuten einwirken (oder kürzer, wenn sich ein unangenehmes Gefühl einstellt).
6. Zuletzt ziehen Sie nur das Substanz- und das Zwischentuch vorsichtig unter dem Wickel hervor und lassen für 10 weitere Minuten die Wärme des großen Wickeltuchs nachwirken.

Tipp: Dosieren Sie die Wirksubstanzen ruhig sparsam. Bei Wickeln und Auflagen geht es nicht um »Viel hilft viel«. Sie können auch das Substanztuch mehrmals mit dem gleichen Öl beträufeln. Erst wenn es unangenehm riecht oder verschmutzt ist, müssen Sie es auswechseln.

Grundanleitung für einen Wickel mit Salbe als Wirksubstanz

Auch Salben eignen sich als Wirksubstanzen. Einen Bronchialbalsam etwa oder ein Schmerzgel, das Sie vielleicht in Ihrer Hausapotheke finden, können Sie gut verwenden. Salben zeichnen sich dadurch aus, dass ihre Wirkung besonders lange anhält. Ich verwende sie deshalb vor allem für Auflagen, die länger getragen werden können als Wickel. Aber Sie können auch einen Wickel mit einer Salbe kombinieren.

Sie brauchen für diese Art Wickel

- ein Substanztuch
- evtl. ein Zwischentuch
- ein Wickeltuch
- eine Wärmflasche
- eine Plastiktüte
- eine Salbe

Anleitung

Der Mensch, den Sie behandeln möchten, hat es sich auf einem Sessel oder Sofa bequem gemacht (egal, ob im Sitzen oder Liegen).

1. Legen Sie das Substanztuch doppelt und tragen Sie die Salbe mit einem Messer hauchdünn (ca. 1 mm) auf.

2. Stecken Sie das Substanztuch in eine kleine Plastiktüte (lebensmittelecht) und legen Sie es für 2 Minuten in eine zusammengeklappte Wärmflasche (oder zwischen zwei kleine Wärmflaschen). Durch die Wärme passt sich die Salbe der Körpertemperatur an.

    Tipp: Sie können Zwischentuch und Wickeltuch obenauf legen und gleich mit anwärmen.

3. Nun bitte das warme Substanztuch aus der Plastiktüte nehmen und auf die entsprechende Körperstelle legen.

4. Anschließend legen Sie das Zwischentuch auf das Substanztuch und umschließen beide Lagen mit dem Wickeltuch.

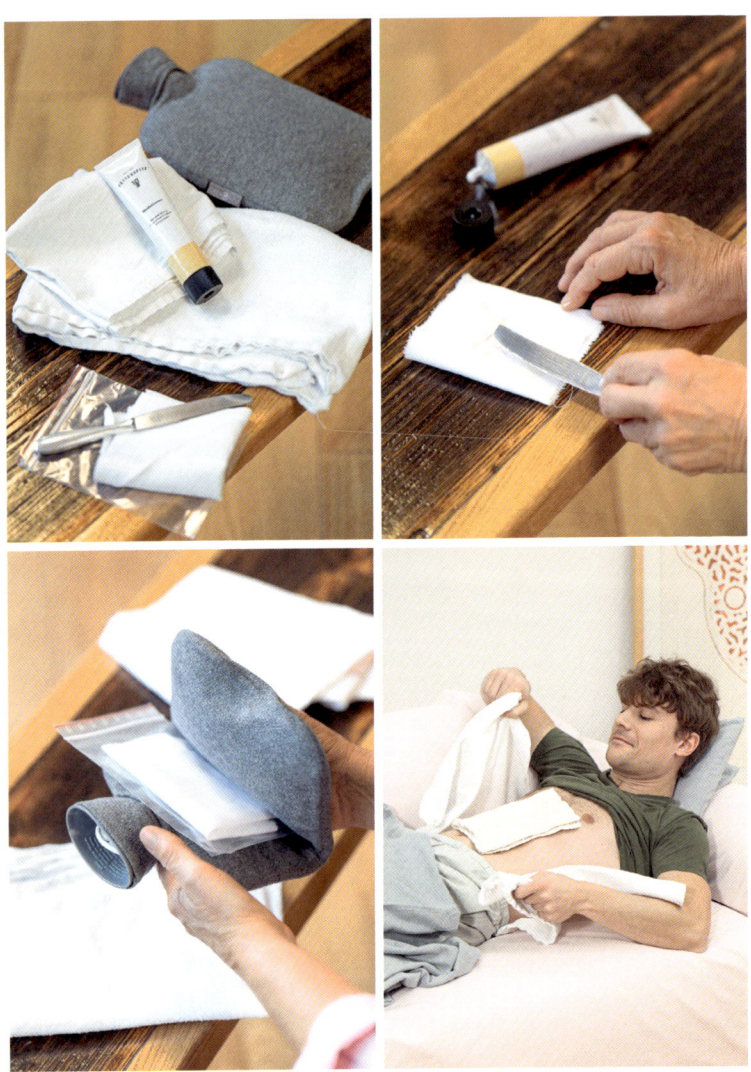

5. Lassen Sie den Wickel für 15 bis 20 Minuten einwirken (oder kürzer, wenn sich ein unangenehmes Gefühl einstellt).

6. Zuletzt ziehen Sie nur das Substanz- und das Zwischentuch vorsichtig unter dem Wickel hervor und lassen für 10 weitere Minuten die Wärme des großen Wickeltuchs nachwirken.

Tipp: Dosieren Sie die Wirksubstanzen ruhig sparsam. Bei Wickeln und Auflagen geht es nicht um »Viel hilft viel«. Sie können auch das Substanztuch mehrmals mit der gleichen Salbe bestreichen. Erst wenn es unangenehm riecht oder verschmutzt ist, müssen Sie es auswechseln.

Grundanleitung für einen Wickel mit einer Essenz als Wirksubstanz

Wenn Sie eine Essenz einsetzen, wird Ihr Wickel eine feuchte Angelegenheit. Deshalb brauchen Sie ein Zwischentuch, das Ihr Wickeltuch schützt. Ich empfehle Essenzen immer dann, wenn Kühle erwünscht ist. Eine Arnika-Essenz ist zum Beispiel ideal bei Sportverletzungen.

Sie brauchen für diese Art Wickel

- ein Substanztuch
- ein Zwischentuch
- ein Wickeltuch
- eine Schüssel mit lauwarmem Wasser
- eine Wärmflasche
- eine Essenz

Anleitung

Der Mensch, den Sie behandeln möchten, hat es sich auf einem Sessel oder Sofa bequem gemacht (egal, ob im Sitzen oder Liegen).

1. Geben Sie 1 EL Essenz auf 250 ml lauwarmes Wasser und tauchen Sie das Substanztuch ganz ein. Das Grundrezept reicht für eine mittelgroße Auflage, zum Beispiel für eine Bauchauflage. Für einen Wadenwickel benötigen Sie die doppelte Menge.

   Tipp: Die Mischung können Sie innerhalb von 24 Stunden mehrmals benutzen. Bitte abgedeckt aufbewahren. Vielleicht einen Zettel auflegen, damit sie nicht für andere Zwecke benützt wird.

2. Wringen Sie das Substanztuch aus und legen Sie es doppelt gefaltet auf die betroffene Körperstelle.

3. Anschließend legen Sie das Zwischentuch auf das Substanztuch und umschließen beide Lagen mit dem Wickeltuch.

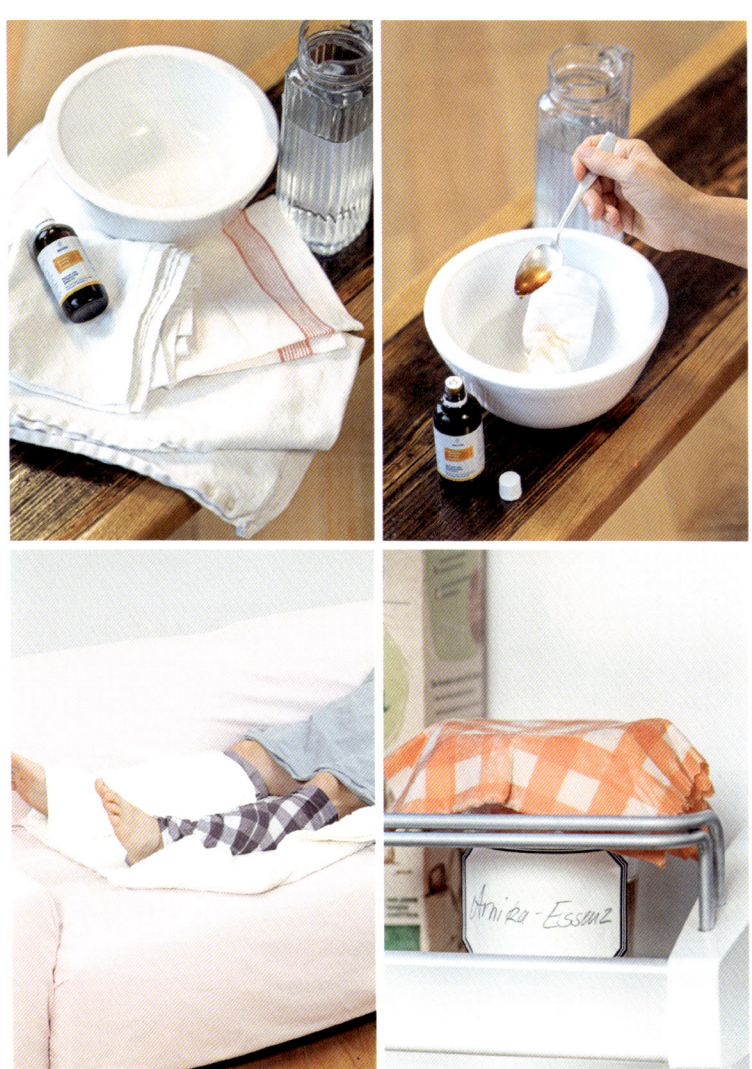

4. Lassen Sie den Wickel für 15 bis 20 Minuten einwirken (oder kürzer, wenn sich ein unangenehmes Gefühl einstellt). Wichtig: Das Substanztuch darf nie austrocknen, deshalb ggf. erneuern.

5. Zuletzt ziehen Sie nur das Substanz- und das Zwischentuch vorsichtig unter dem Wickel hervor und lassen für 10 weitere Minuten die Wärme des großen Wickeltuchs nachwirken.

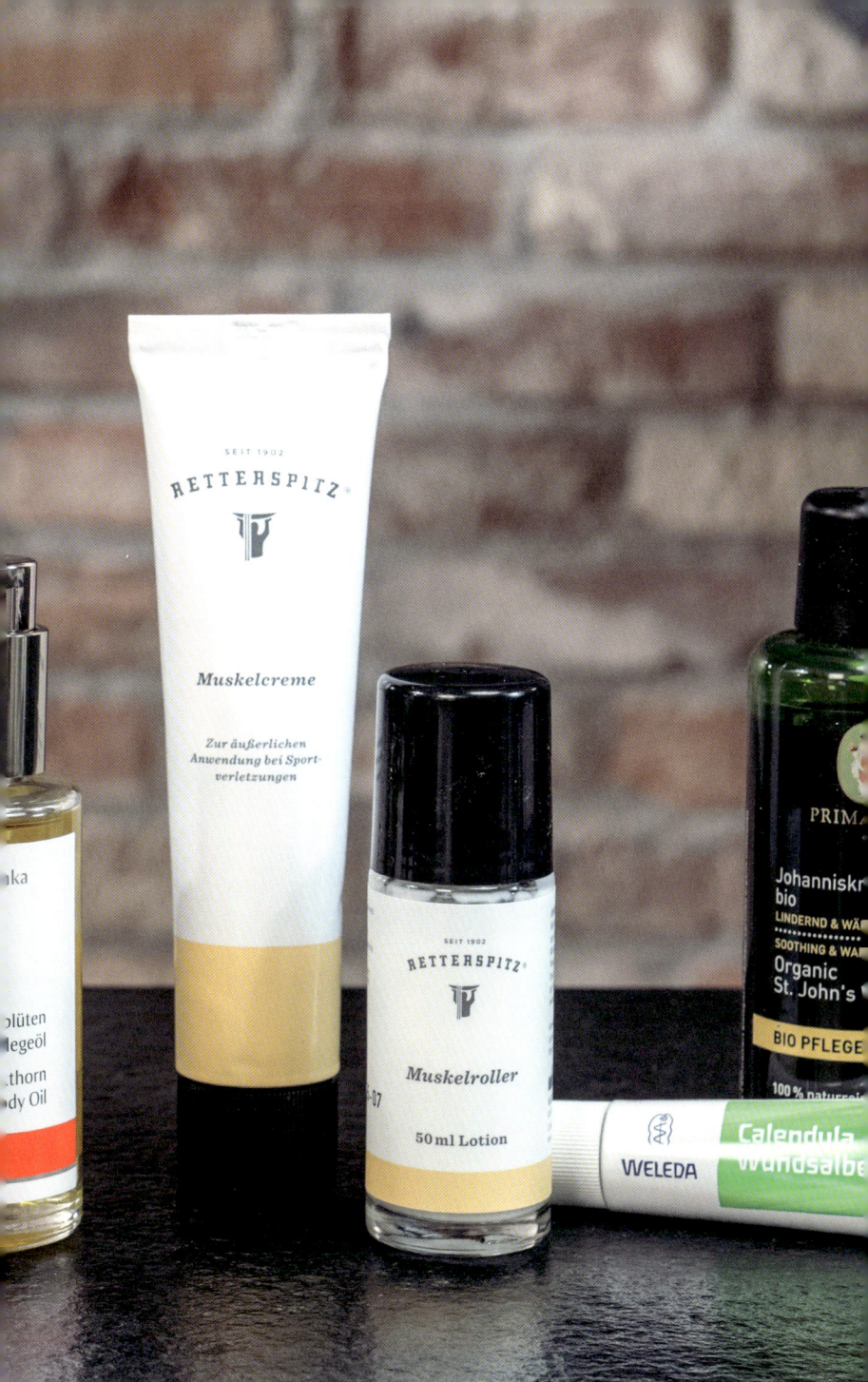

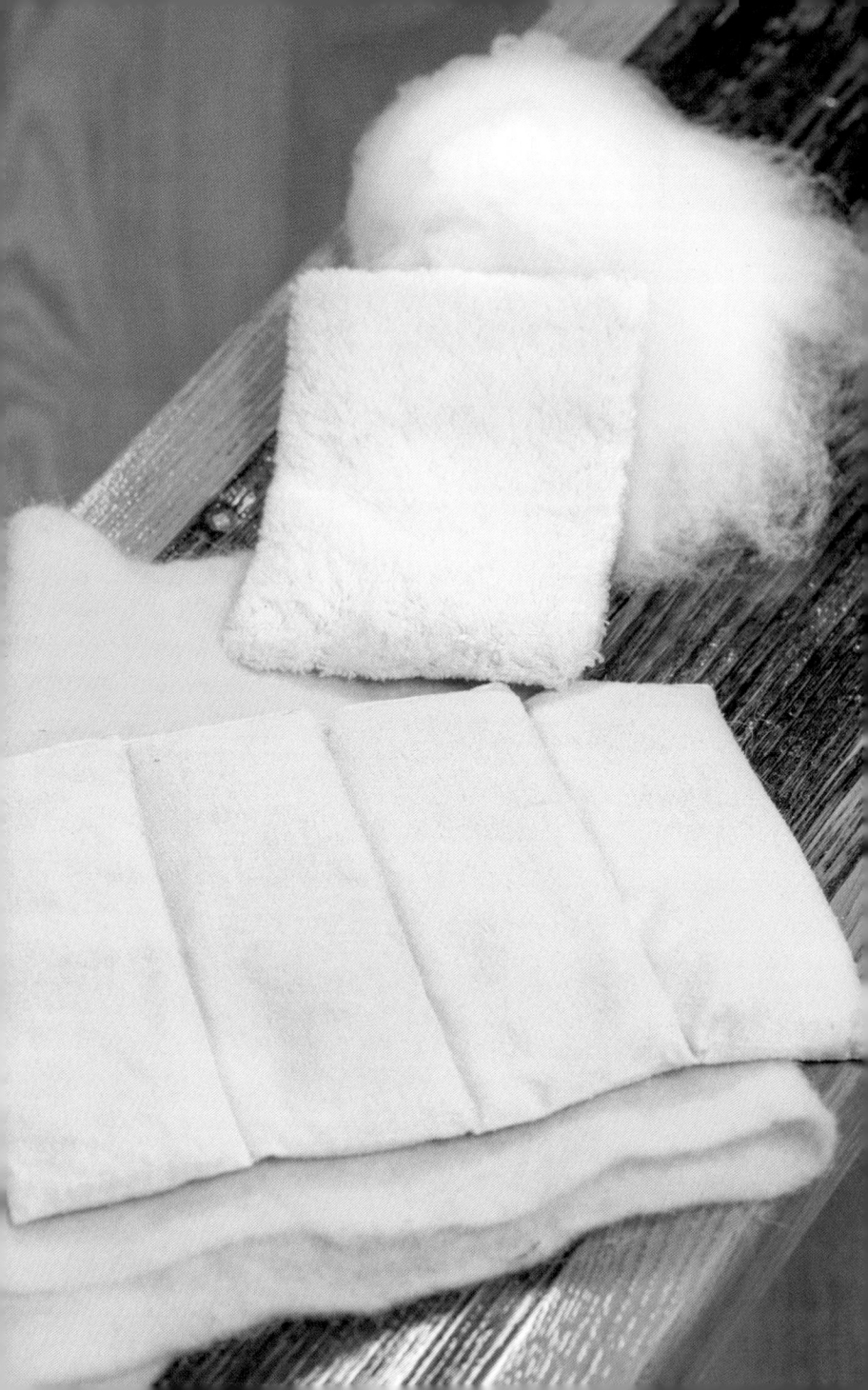

Was bei Auflagen
anders ist

Auch bei der Durchführung von Auflagen ist ein Tuch unerlässlich, hier kommen aber noch weitere Materialien zum Einsatz, vor allem um Wärme zu speichern und zu übertragen. Dazu dient das sogenannte »Seelchen«, ein Stück Heilwolle, das direkt auf das angewärmte Substanztuch aufgelegt wird.

Die verschiedenen Materialien für Auflagen

- Das **Substanztuch** ist der Träger der Wirksubstanz. Es hat die Größe der behandelten Körperstelle und wird immer doppelt gelegt. Sie können ein Stofftaschentuch oder ein Geschirrtuch verwenden.
- Das **»Seelchen«** ist der Wärmeträger und wird auf das Substanztuch gelegt. Es besteht aus Heilwolle (bekommen Sie in der Apotheke oder online, siehe Anhang). Alternativ eignet sich ein Waschhandschuh als Wärmebewahrer.
- Bei der Auflage entfällt ein abschließendes Tuch. Sie wird mit der Kleidung fixiert (zum Beispiel Unterhose, Unterhemd, Schlafanzug).

Grundanleitung für eine Auflage mit einem Öl als Wirksubstanz

Pflanzliche Öle sind Wirksubstanzen voller Sonnenlicht und Lebenskraft. Sie haben immer einen wärmenden Aspekt. Die Öle, die Sie für einen Wickel oder eine Auflage in der Apotheke kaufen, sind in der Regel Mischungen aus einem ätherischen Öl und einem Trägeröl. Ein 10 %iges Rosenöl enthält zum Beispiel 10 % ätherisches Rosenblütenöl und 90 % Sonnenblumenöl o. Ä. Da ätherische Öle die Haut reizen, dürfen sie nicht direkt aufgetragen werden, sondern nur in derart verdünnter Form. Davon abgesehen, ist gerade ein ätherisches Rosenblütenöl so kostbar und entsprechend teuer, dass Sie es bestimmt nicht unverdünnt auf Ihr Substanztuch träufeln würden.

Sie brauchen für diese Art Auflage

- ein Substanztuch
- Heilwolle als »Seelchen« oder einen Waschhandschuh
- eine Wärmflasche
- eine Plastiktüte
- ein Öl

Anleitung

Die Auflage können Sie im Sitzen, Liegen oder Stehen anbringen. Danach kann sich der behandelte Mensch frei bewegen.

1. Legen Sie das Substanztuch doppelt und beträufeln Sie es mit dem Öl (Menge je nach Größe des Tuchs, bei einer Größe von 5 × 10 cm brauchen Sie ca. 16 Tropfen).

   Tipp: Das Substanztuch können Sie mehrmals mit dem gleichen Öl beträufeln. Erst wenn es unangenehm riecht oder verschmutzt ist, müssen Sie es auswechseln.

2. Stecken Sie das Substanztuch in eine kleine Plastiktüte (lebensmittelecht) und legen Sie es für 2 Minuten in eine zusammengeklappte Wärm-

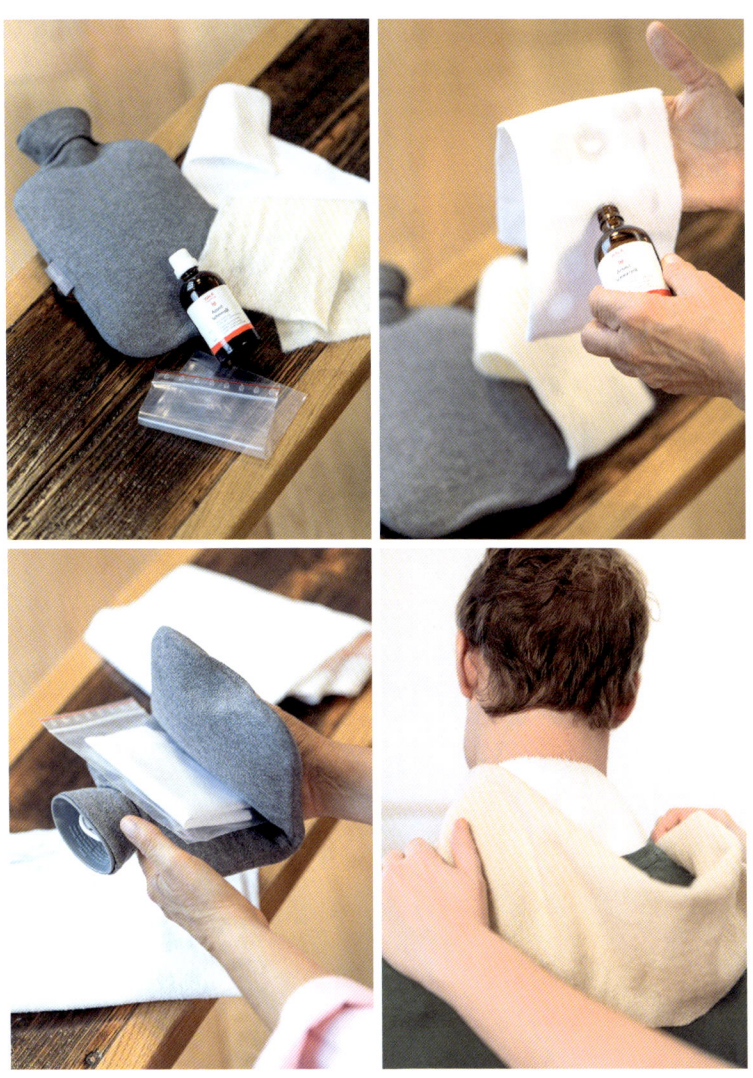

flasche (oder zwischen zwei kleine Wärmflaschen). Durch die Wärme verteilt sich das Öl auf dem gesamten Substanztuch.

Tipp: Sie können das »Seelchen« obenauf legen und gleich mit anwärmen.

3. Nun bitte das warme Substanztuch aus der Plastiktüte nehmen und auf die entsprechende Körperstelle legen.

4. Legen Sie das »Seelchen« auf das Substanztuch und fixieren Sie es mit der Kleidung.

Tipp: Statt Heilwolle können Sie einen Waschhandschuh als Wärmeträger auflegen.

5. Eine Auflage darf so lange wirken, wie sie als angenehm empfunden wird: von 20 Minuten bis zu einem ganzen Tag oder einer ganzen Nacht.

Grundanleitung für eine Auflage mit einer Salbe als Wirksubstanz

Auch Salben eignen sich als Wirksubstanzen. Einen Bronchialbalsam etwa oder ein Schmerzgel, die Sie vielleicht in Ihrer Hausapotheke finden, können Sie gut verwenden. Salben zeichnen sich dadurch aus, dass ihre Wirkung besonders lange anhält. Ich verwende sie deshalb vor allem für Auflagen, die länger getragen werden können als Wickel.

Sie brauchen für diese Art Auflage

- ein Substanztuch
- Heilwolle als »Seelchen« oder einen Waschhandschuh
- eine Wärmflasche
- eine Plastiktüte
- eine Salbe

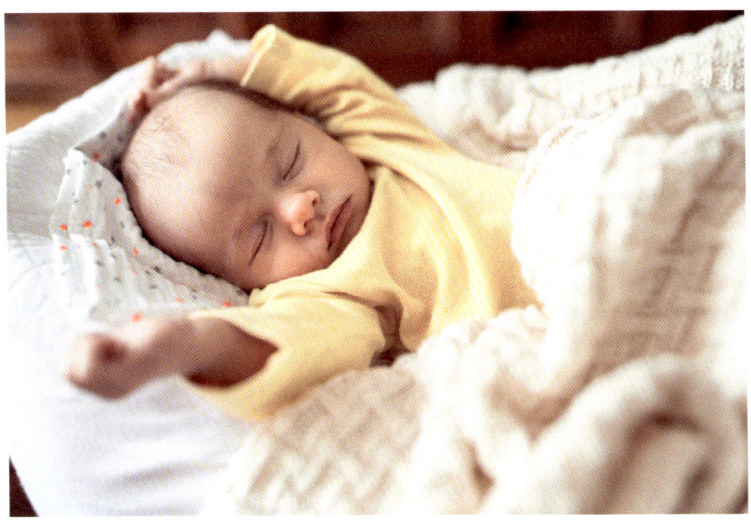

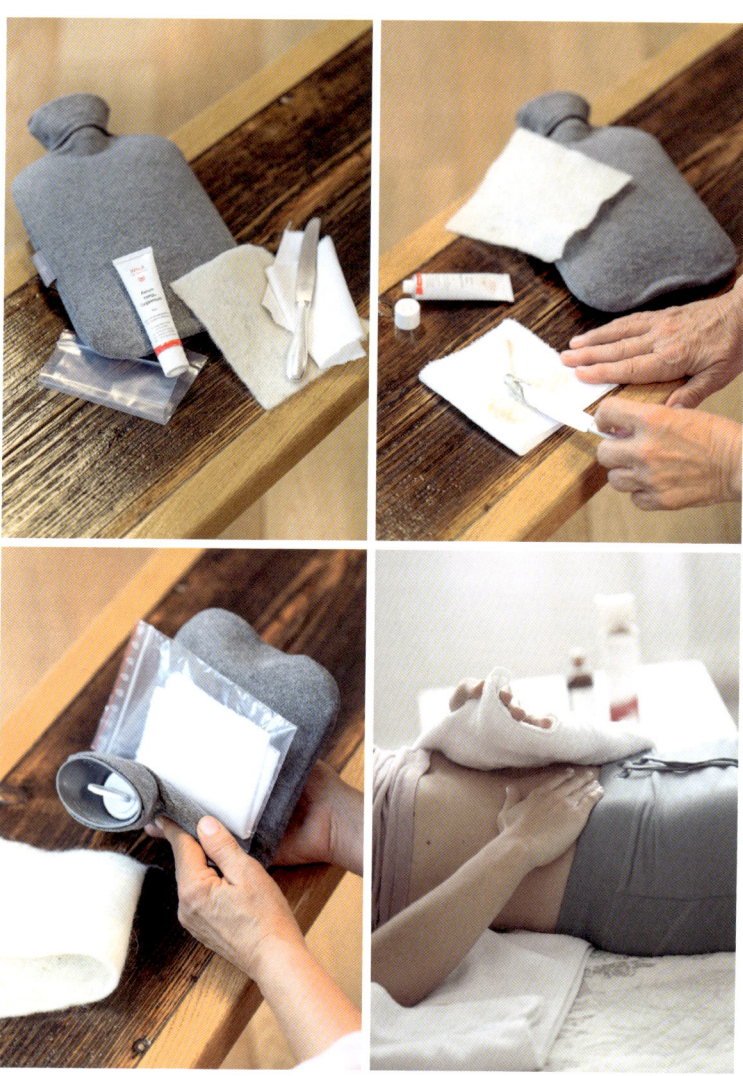

Anleitung

Die Auflage können Sie im Sitzen, Liegen oder Stehen anbringen. Danach kann sich der behandelte Mensch frei bewegen.

1. Legen Sie das Substanztuch doppelt und tragen Sie die Salbe mit einem Messer hauchdünn (ca. 1 mm) auf.

2. Stecken Sie das Substanztuch in eine kleine Plastiktüte (lebensmittelecht) und legen Sie es für 2 Minuten in eine zusammengeklappte Wärmflasche (oder zwischen zwei kleine Wärmflaschen). Durch die Wärme passt sich die Salbe der Körpertemperatur an.

Tipp: Das Substanztuch können Sie mehrmals mit der gleichen Salbe bestreichen. Erst wenn es unangenehm riecht oder verschmutzt ist, müssen Sie es auswechseln.

Tipp: Sie können das »Seelchen« obenauf legen und gleich mit anwärmen.

3. Nun bitte das warme Substanztuch aus der Plastiktüte nehmen und auf die entsprechende Körperstelle legen.

4. Legen Sie das »Seelchen« auf das Substanztuch und fixieren Sie es mit der Kleidung.

Tipp: Statt Heilwolle können Sie einen Waschhandschuh als Wärmeträger auflegen.

5. Eine Auflage darf so lange wirken, wie sie als angenehm empfunden wird: von 20 Minuten bis zu einem ganzen Tag oder einer ganzen Nacht.

Grundanleitung für eine Auflage mit einer Essenz als Wirksubstanz

Wenn Sie eine Essenz einsetzen, wird Ihr Wickel eine feuchte Angelegenheit. Deshalb brauchen Sie ein Zwischentuch, das Ihr Wickeltuch schützt. Ich empfehle Essenzen immer dann, wenn Kühle erwünscht ist. Eine Arnika-Essenz ist zum Beispiel ideal bei Sportverletzungen.

Sie brauchen für diese Art Auflage

- ein Substanztuch
- Heilwolle als »Seelchen« oder einen Waschhandschuh
- eine Wärmflasche
- eine Plastiktüte
- eine Schüssel mit lauwarmem Wasser
- eine Essenz

Anleitung

Die Auflage können Sie im Sitzen, Liegen oder Stehen anbringen. Danach kann sich der behandelte Mensch frei bewegen.

1. Geben Sie 1 EL Essenz auf 250 ml lauwarmes Wasser und tauchen Sie das Substanztuch ganz ein. Das Grundrezept reicht für eine mittelgroße Auflage, zum Beispiel für eine Bauchauflage. Für einen Wadenwickel benötigen Sie die doppelte Menge.

   Tipp: Die Mischung können Sie innerhalb von 24 Stunden mehrmals benutzen. Bitte abgedeckt aufbewahren. Vielleicht einen Zettel auflegen, damit sie nicht für andere Zwecke benützt wird.

2. Wringen Sie das Substanztuch aus und legen Sie es doppelt gefaltet auf die betroffene Körperstelle.

3. Legen Sie das »Seelchen« auf das Substanztuch und fixieren Sie es mit der Kleidung.

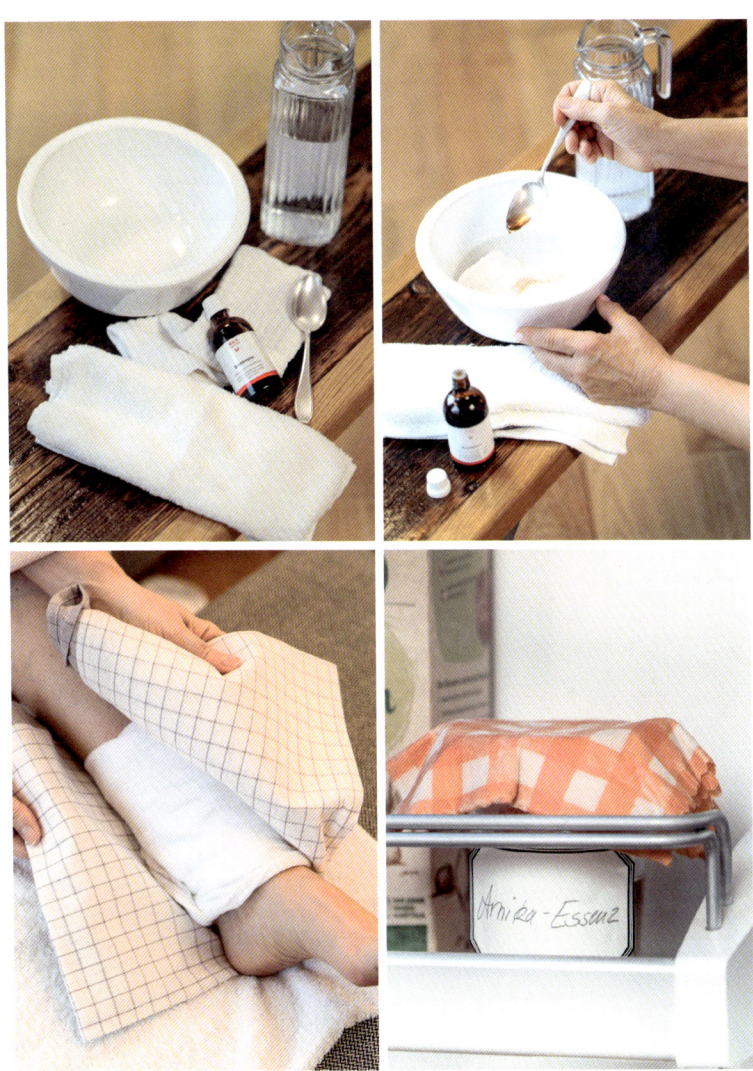

Tipp: Weil die Essenz feucht ist, nutze ich statt der Heilwolle gerne einen Waschhandschuh für kleine Auflagen oder ein Handtuch (Größe je nach Körperteil) als »Seelchen«.

4. Auflagen mit Essenzen müssen immer feucht sein. Deshalb bitte nur so lange wirken lassen, bis die Auflage kühl oder trocken geworden ist. Eine Anwendung über mehrere Stunden ist mit dieser Art Auflage nicht möglich.

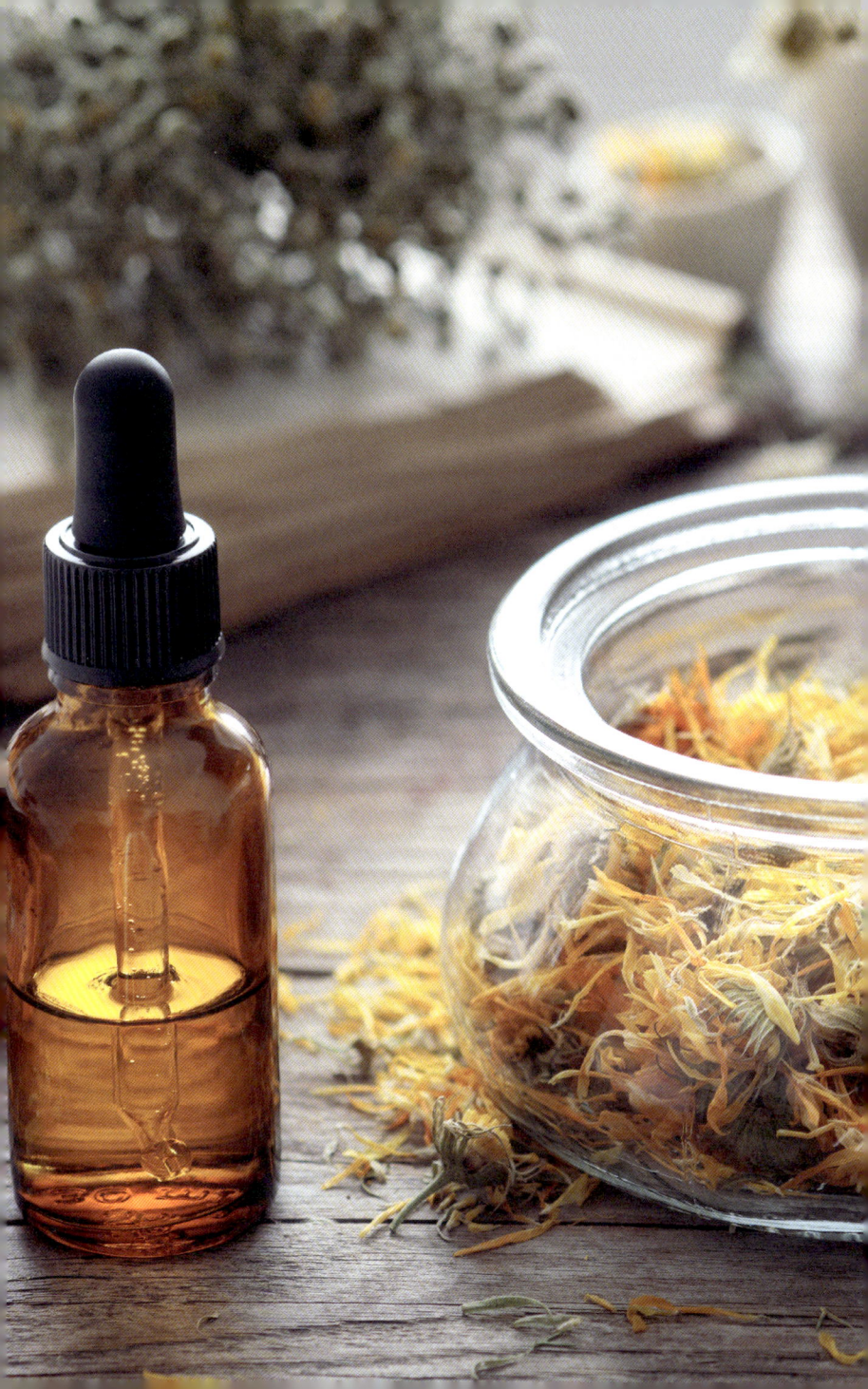

Eine Variante: Die Essenz-Auflage mit Quark

Bei empfindlicher Haut sowie bei einer starken Rötung oder Schwellung empfehle ich eine Essenz in Quark als sanfte Alternative. Allerdings sind Sie mit dieser Auflage nicht mobil.

Zusätzlich brauchen Sie

- 250 g Quark (Zimmertemperatur, nicht direkt aus dem Kühlschrank)
- eine unsterile Kompresse oder ein Stück Stoff, das Sie anschließend wegwerfen (ich persönlich zerschneide mir gerne alte Bettwäsche)

Anleitung

1. Mischen Sie 2 EL Essenz mit 250 g zimmerwarmem Quark in einer Schüssel und tragen Sie diese Mischung ½ cm dick auf die unsterile Kompresse oder das Stück Stoff auf. Das Grundrezept reicht für eine mittelgroße Auflage, zum Beispiel für eine Bauchauflage.

2. Falten Sie nun die Kompresse bzw. das Stück Stoff zu einem geschlossenen Päckchen und legen Sie es auf die betroffene Körperstelle.

3. Decken Sie das Päckchen mit einem Waschlappen oder einem Handtuch (Größe je nach Körperstelle) ab und lassen Sie die Auflage so lange wirken, bis der Quark trocken ist.

4. Anschließend sollten Sie das gesamte Päckchen entsorgen. Für eine weitere Auflage brauchen Sie frisches Material.

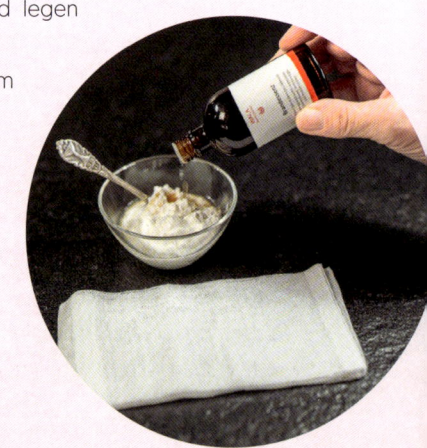

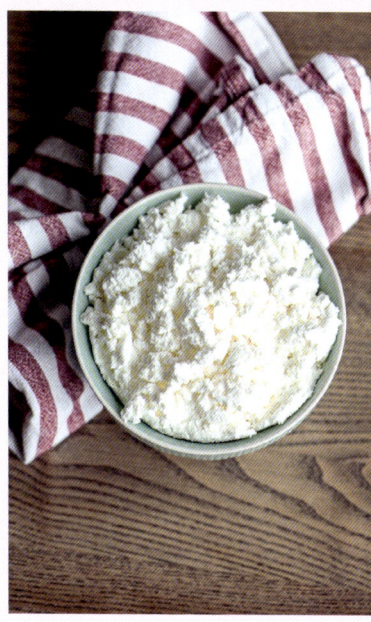
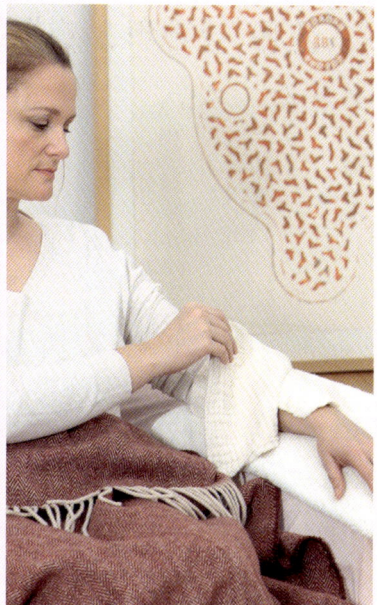

Quark hat besondere Qualitäten

Quark entsteht durch Milchsäuregärung. Dabei trennt sich die flüssige Molke von der frischen Quarkmasse. Dieser Prozess setzt sich bei einer äußeren Anwendung fort: Der Quark gibt weitere Flüssigkeit ab, trocknet auf der Haut und entfaltet seine kühlende Wirkung. So können Hitze und Entzündungen abgeleitet, Schwellungen und Rötungen gelindert werden.

Je nach Beschwerde können Sie dem Quark noch eine Essenz beimischen, um die Wirkung zu verstärken, zum Beispiel:

- Arnika bei Prellungen, Schwellungen, Verstauchungen, Blutergüssen
- Borretsch bei Venenentzündungen, Milchstau in der Brust
- Ringelblume bei Sonnenbrand, Insektenstichen und eitrigen Wunden (eine Auflage mit Quark ist auch bei defekter Haut möglich!)

Typische Körperregionen für eine Auflage

- Stirn/Nasennebenhöhlen
- Augen
- Ohren
- Hals
- Schulter-Nacken-Bereich
- Brust

- Wirbelsäule
- Bauch
- Blase
- Nieren
- Hand- und Fußgelenke
- Fußsohlen

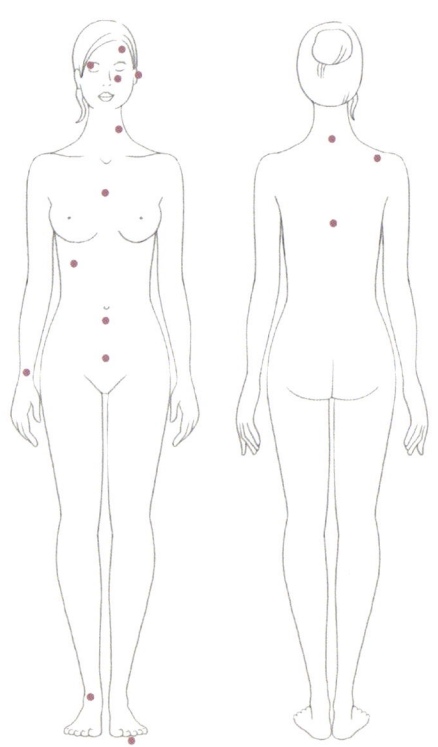

Typische Körperregionen für einen Wickel

- Hals
- Brust
- Unter-/Oberarm
- Bauch

- Blase
- Unter-/Oberschenkel
- Wade
- Hand- und Fußgelenke

Was hilft wann?

Eine Übersicht häufiger Beschwerden und die passenden Wickel und Auflagen finden Sie ab S. 112.

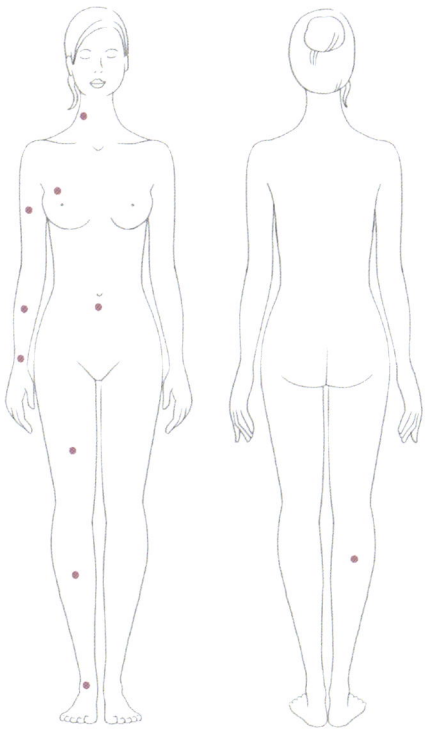

Bewährte Wickel **für jede Lebenslage**

Wickel wirken bei vielfältigen Beschwerden, in nahezu jedem Lebensalter, in jeder Lebenslage und von Kopf bis Fuß. Auf den folgenden Seiten möchte ich Ihnen nun einige Wickel beispielhaft vorstellen, die sich bestimmt auch in Ihren Händen bewähren. Sie finden in diesem Hauptkapitel so bekannte Anwendungen wie das Zwiebelsäckchen oder den Wadenwickel mit Zitrone, aber auch Wickel, die es zu entdecken lohnt.

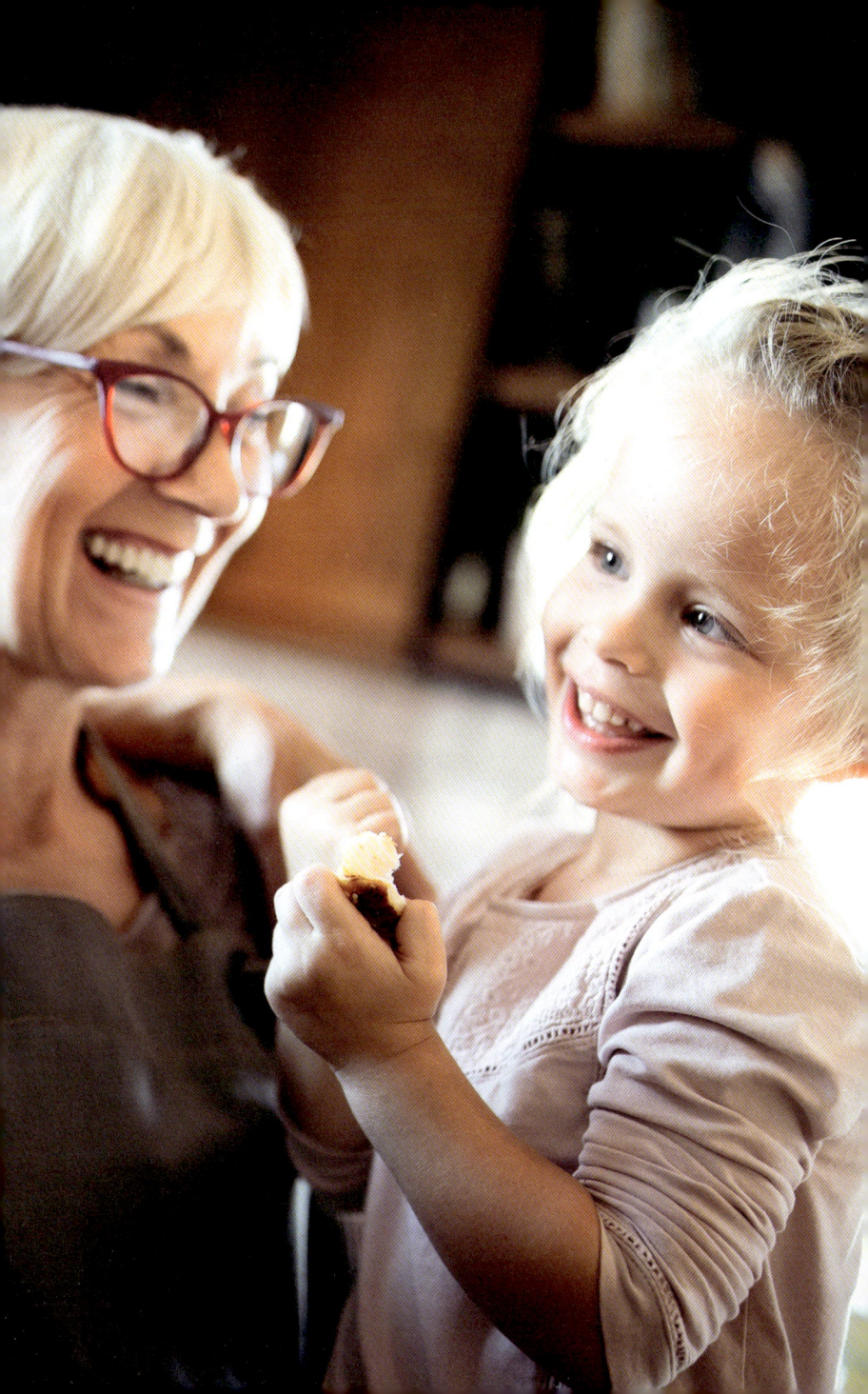

Zitronenhalswickel mit Zitronenöl

Der Zitronenhalswickel ist ein absoluter Klassiker bei Halsschmerzen, Schluckbeschwerden sowie Rötung und Schwellung im Rachenbereich.

Anleitung

Orientieren Sie sich an der Grundanleitung für einen Wickel mit Öl, siehe S. 40 ff.

Besonderheiten

- Der Zitronenhalswickel funktioniert warm oder kalt, bei Schwellungen und Schluckbeschwerden wird ein kühler Wickel als besonders angenehm empfunden.
- Das Substanztuch von vorn um den Hals legen und dabei hinten einen Streifen entlang der Halswirbelsäule frei lassen. Das Wickeltuch – hier ist ein Schal ideal – darf den Hals ganz umschließen.

 Dieser Wickel darf 10 bis 15 Minuten wirken. Danach das Substanztuch hervorziehen und den Schal weitertragen.

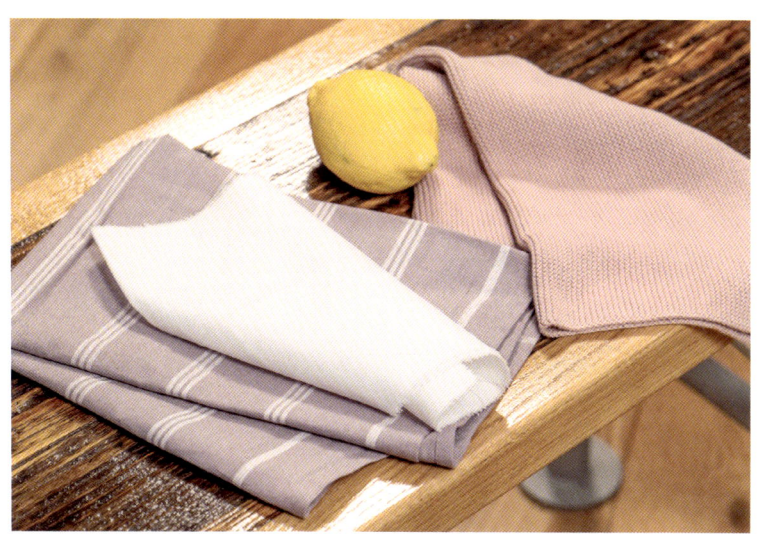

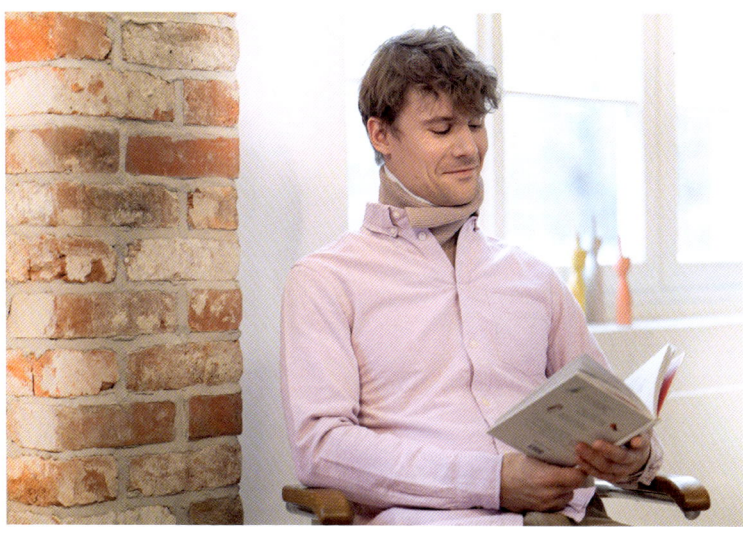

Brustwickel mit Lavendel- oder Malvenöl

Dieser Wickel kann bei ganz verschiedenen Beschwerden eingesetzt werden: Das ätherische Öl des Lavendels hilft bei Husten, Bronchitis, Angst, innerer Unruhe, Erschöpfung und Einschlafstörungen gleichermaßen.

Anleitung

Orientieren Sie sich an der Grundanleitung für einen Wickel mit Öl, siehe S. 40 ff.

Besonderheiten

- Hier wirkt die Substanz nicht nur über die Haut – das Lavendelöl beruhigt auch über den Geruchssinn.
- Dieser Wickel vermittelt Halt und Stütze.
- Für Säuglinge und Kleinkinder eignet sich auch ein etwas dezenter duftendes Malvenöl.

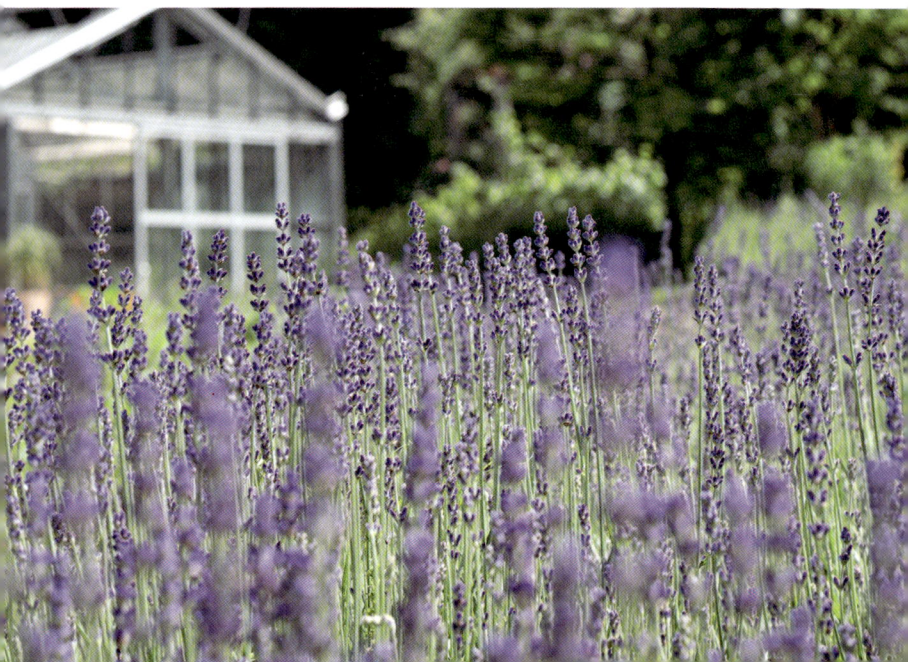

Der Wickel sollte mindestens 10 Minuten anliegen. Danach ohne Substanztuch weitere 20 Minuten Nachruhe einplanen.

Rückeneinreibung als Alternative

Stark hustende oder sehr unruhige Menschen empfinden Wickel und Auflagen mitunter als unangenehm. In diesem Fall kann ich eine Einreibung mit Lavendelöl als wunderbare Alternative nur empfehlen. Sie lässt sich besonders gut am Rücken durchführen, wo viel Platz zum Auftragen der Substanz ist und die Aufrichtekräfte deutlich spürbar sind. Eine Rückeneinreibung vertieft die Atmung und wird meist als sehr wohltuend empfunden.

Anleitung

- Der Mensch, den Sie behandeln möchten, kann sich in einem bequemen Sessel aufrecht hinsetzen und nach vorne beugen. Wer sehr schwach ist, bleibt im Bett liegen und dreht sich auf eine Seite.
- Nehmen Sie eine kleine Menge Öl und erwärmen Sie es in der geschlossenen Hand. Legen Sie nun Ihre Hand ganz oben neben die Halswirbelsäule und tragen Sie das Öl in Strichen auf: vom Hals abwärts bis zu den Lenden. Wiederholen Sie diese Bewegung drei Mal rechts und links der Wirbelsäule.
- Dann gehen Sie zu Kreisbewegungen über: Sie fangen wieder oben neben der Halswirbelsäule an und tragen das Öl in kreisenden Bewegungen nach unten Richtung Lende auf. Erst versorgen Sie die eine Rückenseite, im Anschluss die zweite.

Sparen Sie bitte die Rückenwirbel aus und achten Sie darauf, das Öl auch in den Flanken einzureiben. Nehmen Sie sich vor, ganz zart zu sein, keinen Druck auszuüben oder das Gewebe allzu stark zu bewegen.

Bitte achten Sie auch darauf, nur die Rückenpartie aufzudecken, die Sie gerade behandeln, den restlichen Oberkörper aber mit einem großen Badetuch zu bedecken, damit er keine Körperwärme verliert.

Bauchwickel mit Oxalisöl (Sauerklee)

Der Bauchwickel mit Oxalisöl hat im wahrsten Sinne des Wortes eine umhüllende Wirkung und lindert Beschwerden wie Blähungen oder Völlegefühl.

Anleitung

Orientieren Sie sich an der Grundanleitung für einen Wickel mit Öl, siehe S. 40 ff.

Besonderheiten

- ½ Stunde vor den Mahlzeiten erzielen Sie eine erhöhte Wirksamkeit.
- In der Schwangerschaft fragen Sie bitte Ihre Hebamme oder Ihre Frauenärztin/Ihren Frauenarzt, bevor Sie diesen Bauchwickel anwenden.
- Bei Säuglingen kann der Wickel auch die Nacht über angelegt werden.

 Der Wickel sollte mindestens 10 Minuten einwirken. Bitte öffnen Sie das Wickeltuch danach nicht, sondern ziehen Sie nur das Substanztuch hervor – die Nachruhe ist der eigentliche Heilbringer.

Heißer Leibwickel als Alternative

Alternativ zum Bauchwickel ist der Leibwickel, der heiß um den Bauch geschlungen wird.

Sie brauchen

- ein Substanztuch
- ein Wringtuch (ein zusätzliches Tuch, das die Hände während der Arbeit mit heißen Substanzen schützt, zum Beispiel ein Handtuch)
- eine Schüssel
- 500 ml heißes Wasser
- ein Wickeltuch

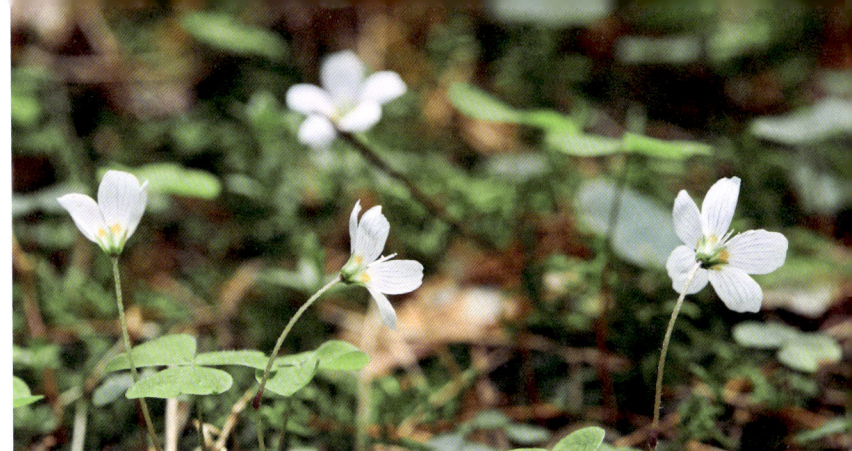

Anleitung

1. Rollen Sie das Substanztuch ein und legen Sie es auf ein größeres Wringtuch, das Sie ebenfalls einrollen.
2. Geben Sie die doppelte Rolle in eine Schüssel (lassen Sie dabei die beiden Enden über den Rand hängen, damit Sie dort anfassen und wringen können) und übergießen Sie diese mit heißem Wasser.
3. Nun können Sie die Rolle auswringen und öffnen. Das Substanztuch sollte nicht mehr nass sein. Der Leibwickel arbeitet mit trockener Wärme.
4. Fassen Sie das Substanztuch vorsichtig an den Enden und fächeln Sie damit über dem Bauch hin und her. So kann sich die Haut langsam an die Hitze gewöhnen.
5. Legen Sie das Substanztuch auf den Bauch und umschließen Sie den Leib schnell mit dem Wickeltuch. Im ersten Moment ist diese Anwendung sehr heiß, entwickelt dann aber eine wohltuende Wärme.
6. Ziehen Sie nach 10 Minuten nur das Substanztuch unter dem Wickeltuch hervor (es wird sehr schnell kalt) und lassen Sie den Wickel weitere 20 Minuten nachwirken.

Obwohl Sie nur den Bauch bedecken, entsteht eine wunderbare Ganzkörperentspannung.

Blasenwickel mit Eukalyptusöl

Eukalyptusöl hat nicht nur eine schleimlösende Wirkung, sondern besitzt auch entspannende und keimhemmende Wirkstoffe. So lässt es sich für einen Wickel bei akuter und chronischer Blasenentzündung, häufigem Harndrang, Bettnässen, Harnverhalten oder nervöser Reizblase einsetzen.

Anleitung

Orientieren Sie sich an der Grundanleitung für einen Wickel mit Öl, siehe S. 40 ff.

Besonderheit

Der Eukalyptus beinhaltet viele Sonnenkräfte, daher schenkt er eine lang anhaltende wohlige Wärme.

 Der Wickel sollte 15 Minuten anliegen. Danach ohne Substanztuch weitere 20 Minuten Nachruhe einplanen.

Ein Fußbad als Alternative

Statt des Blasenwickels können Sie ein Fußbad mit Eukalyptusöl ausprobieren. Sie brauchen eine Wanne oder einen Eimer, eine Thermoskanne, eine Decke und ein Handtuch.

Anleitung

- Der Mensch, den Sie behandeln möchten, sollte bequem sitzen.
- Füllen Sie die Wanne/den Eimer mit 37 Grad warmem Wasser (das Wasser sollte bis zum Knöchel, besser noch bis zur Wadenmitte reichen). Bereiten Sie sich eine Thermoskanne mit warmem Wasser zum Nachgießen vor.
- Heben Sie die Füße behutsam ins Wasser und stellen Sie sie auf dem Boden der Wanne/des Eimers ab.

- Legen Sie die Decke über beide Beine und lassen Sie das Fußbad 10 bis 15 Minuten wirken, füllen Sie ggf. warmes Wasser nach.
- Trocknen Sie die Füße gut ab (auch zwischen den Zehen) und ziehen Sie dem behandelten Menschen anschließend warme Socken über.

Gut zu wissen: Ein Fußbad schenkt dem ganzen Organismus Körperbewusstsein, ein Handbad innere Entspannung.

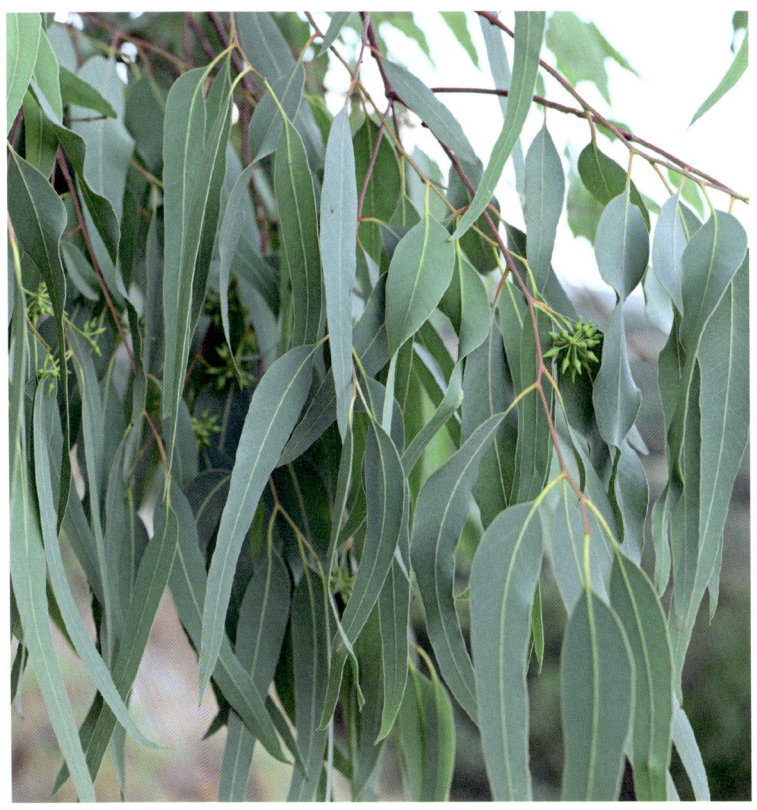

Nierenwickel mit Kupfer Salbe rot oder Ingwer

Kupfersalbe ist etwas ganz Besonderes. Das Element Kupfer als Wirkstoff fördert die Durchblutung etwa von Händen und Füßen und bildet eine sanfte Wärmehülle. Kalte Nieren oder eine geschwächte Nierenfunktion können damit behandelt werden.

Anleitung

Orientieren Sie sich an der Grundanleitung für einen Wickel mit Salbe, siehe S. 43 ff.

Besonderheit

Wenn Sie den Wärmeeffekt mit in den Tag nehmen oder über Nacht genießen wollen, entscheiden Sie sich statt des Nierenwickels für eine Nierenauflage.

 Der Wickel sollte mindestens 10 Minuten einwirken. Bitte öffnen Sie das Wickeltuch danach nicht, sondern ziehen Sie nur das Substanztuch hervor – die Nachruhe ist der eigentliche Heilbringer.

Ingwer als alternative Wirksubstanz

Vielleicht haben Sie gerade keine Kupfer Salbe rot, aber Ingwer im Haus – dann können Sie dessen wärmende Kraft für einen Nierenwickel nutzen. Achtung: Die Alternative mit Ingwer ist für Schwangere und kleine Kinder nicht geeignet.

Anleitung

- Bitten Sie die zu behandelnde Person, vor der Anwendung die Blase zu leeren.
- Reiben Sie frischen Ingwer und verteilen Sie etwa 3 EL auf der Mitte eines Substanztuches von ca. 15 × 20 cm Größe. Schlagen Sie den restli-

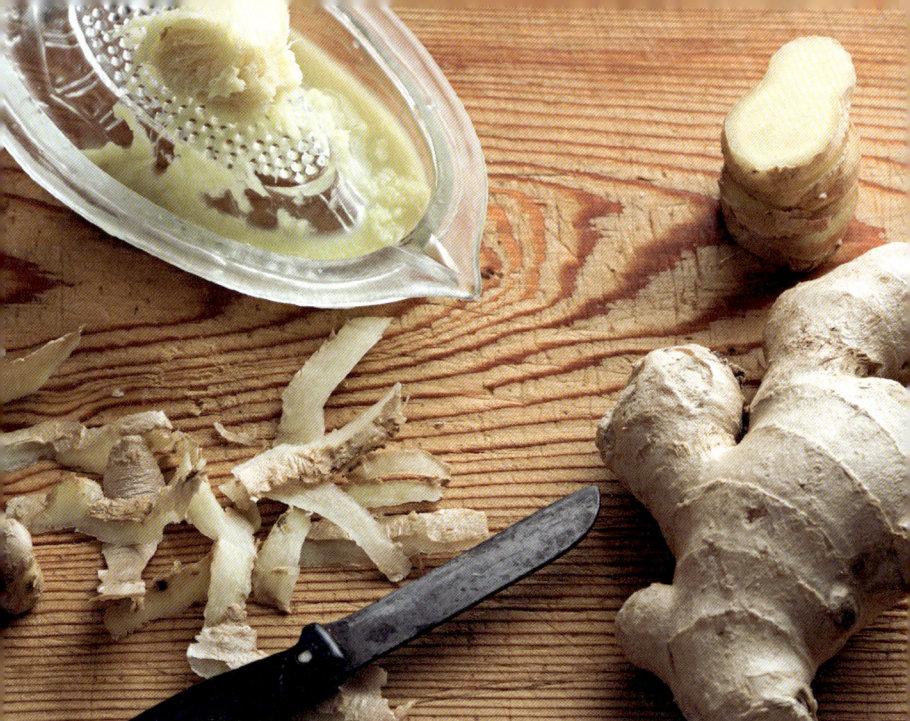

chen Stoff von allen vier Seiten ein und wärmen Sie das Tuch auf der Wärmflasche einige Minuten an.

- Legen Sie das warme Päckchen in Nierengegend auf (also am Rücken, direkt unterhalb des Rippenbogens) und umschließen Sie es mit einem Wolltuch.

- Lassen Sie den Wickel in Rückenlage 20 bis 30 Minuten einwirken, dann ziehen Sie das Päckchen heraus. Planen Sie eine Nachruhe von weiteren 30 Minuten ein und achten Sie während der gesamten Zeit auf warme Füße. Wichtig dabei: reichlich Wasser oder Tee zum Trinken anbieten.

- Ein leicht kribbelndes Gefühl ist normal und kein Grund zur Beunruhigung. Nach dem Entfernen des Wickels können Sie die Nierengegend mit Lavendelöl einreiben, um die Haut zu beruhigen.

Wadenwickel mit frischer Zitrone

Dieser Wickel wird bei Fieber angewendet. Bitte beachten: Fieber stärkt das Immunsystem und sollte nur gesenkt werden, wenn die fiebernde Person unruhig oder ihr Kopf sehr heiß ist bzw. wenn das Fieber sehr unangenehm ist.

Material

- ein großes Badetuch als Nässeschutz
- ½ Bio-Zitrone
- eine Schüssel
- ein Liter warmes Wasser mit 2 Grad weniger als Körpertemperatur
- Küchenmesser und Gabel
- ein stabiles Glas (zum Auspressen der Zitrone)
- zwei Substanztücher (ideal sind Geschirrtücher)
- zwei Handtücher

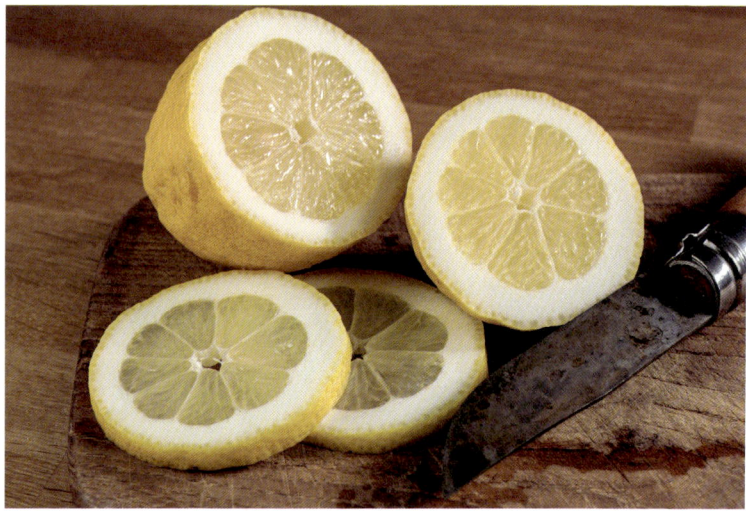

Anleitung

- Breiten Sie das Badetuch doppelt gefaltet als Nässeschutz am Fußende des Bettes aus.
- Legen Sie ½ Zitrone in die Schüssel und übergießen Sie sie mit warmem Wasser. Nun ritzen Sie die Schale der Zitrone mit dem Messer mehrfach ein, damit die ätherischen Öle entweichen können (dabei bitte die Zitronenhälfte mit der Gabel fixieren). Anschließend können Sie das Glas zur Hand nehmen und die Zitrone mit dem Glasboden in der Schüssel ausdrücken.
- Legen Sie die Substanztücher ins Zitronenwasser und tränken Sie diese gut, bevor Sie die Tücher auswringen.
- Schlagen Sie ein Substanztuch um Fuß und Wade des ersten Beins und decken Sie den Wickel mit einem Handtuch ab, damit keine Verdunstungskälte entsteht. Behandeln Sie das andere Bein genauso und legen Sie anschließend eine Bettdecke locker über beide Beine.

Besonderheiten

- Fieber ist eine gesunde Reaktion des Körpers und sollte nicht sofort unterdrückt werden.
- Mit einem Wickel können Sie das Fieber begleiten und die fiebernde Person seelisch stärken. Das funktioniert besonders bei Kindern gut.
- Bitte legen Sie einen Wadenwickel erst an, wenn das Fieber seinen Höhepunkt erreicht hat und nicht weiter ansteigt.
- Solange Hände und Füße kühl sind, braucht es Wärme!

 Den Wickel bitte nach 5 bis 10 Minuten erneuern und so oft wiederholen, bis eine Besserung eintritt.

Gelenkwickel mit Rosmarinöl

Speziell bei kalten Händen und Füßen tut dieser Wickel mit wohlriechendem Rosmarinöl gut.

Anleitung

Orientieren Sie sich an der Grundanleitung für einen Wickel mit Öl, siehe S. 40 ff.

Besonderheiten

- Dieser Wickel muss auf die Größe des Hand- oder Fußgelenks abgestimmt werden. Wählen Sie ein kleines Substanztuch (zum Beispiel ein Stofftaschentuch) und nehmen Sie als Wickeltuch ein Schweißband, einen Pulswärmer, alte Socken oder eine Mullbinde.
- Bitte nie die Hände und Füße gleichzeitig behandeln.

 Der Wickel sollte mindestens 15 Minuten einwirken, darf aber auch den Tag über an den Hand- oder Fußgelenken verbleiben. Bitte nehmen Sie ihn spätestens am Nachmittag wieder ab, weil das belebende Rosmarinöl sonst das Einschlafen erschweren könnte.

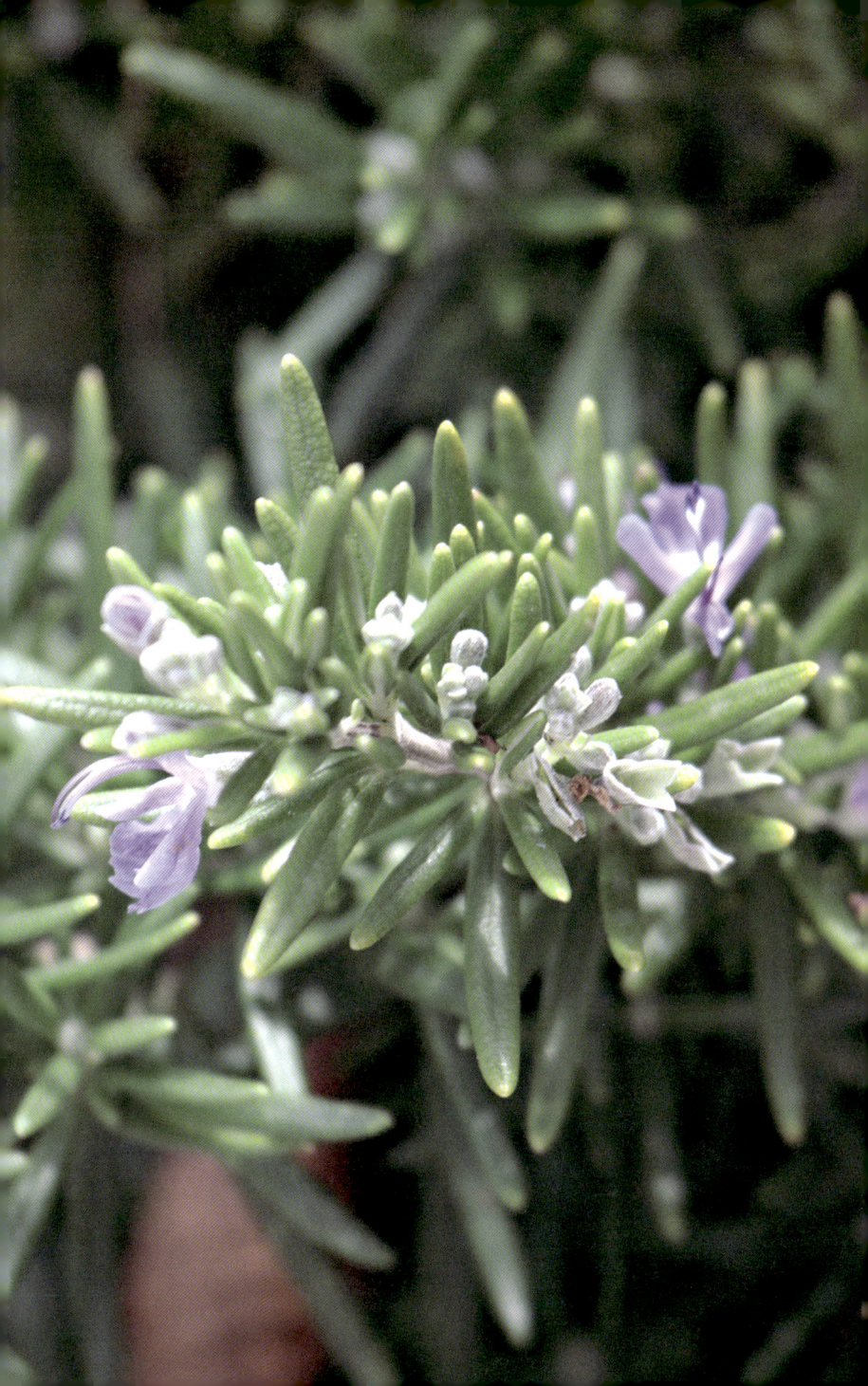

Heilsame
Auflagen

Eine Auflage verwenden Sie idealerweise, wenn Sie während der Anwendung beweglich sein möchten oder unterwegs sind. Auflagen eignen sich auch für die Anwendung über Nacht. Entdecken Sie in diesem Kapitel zum Beispiel eine Auflage mit Augentropfen oder den Herzsalbenlappen mit einer goldhaltigen Salbe als Wirksubstanz.

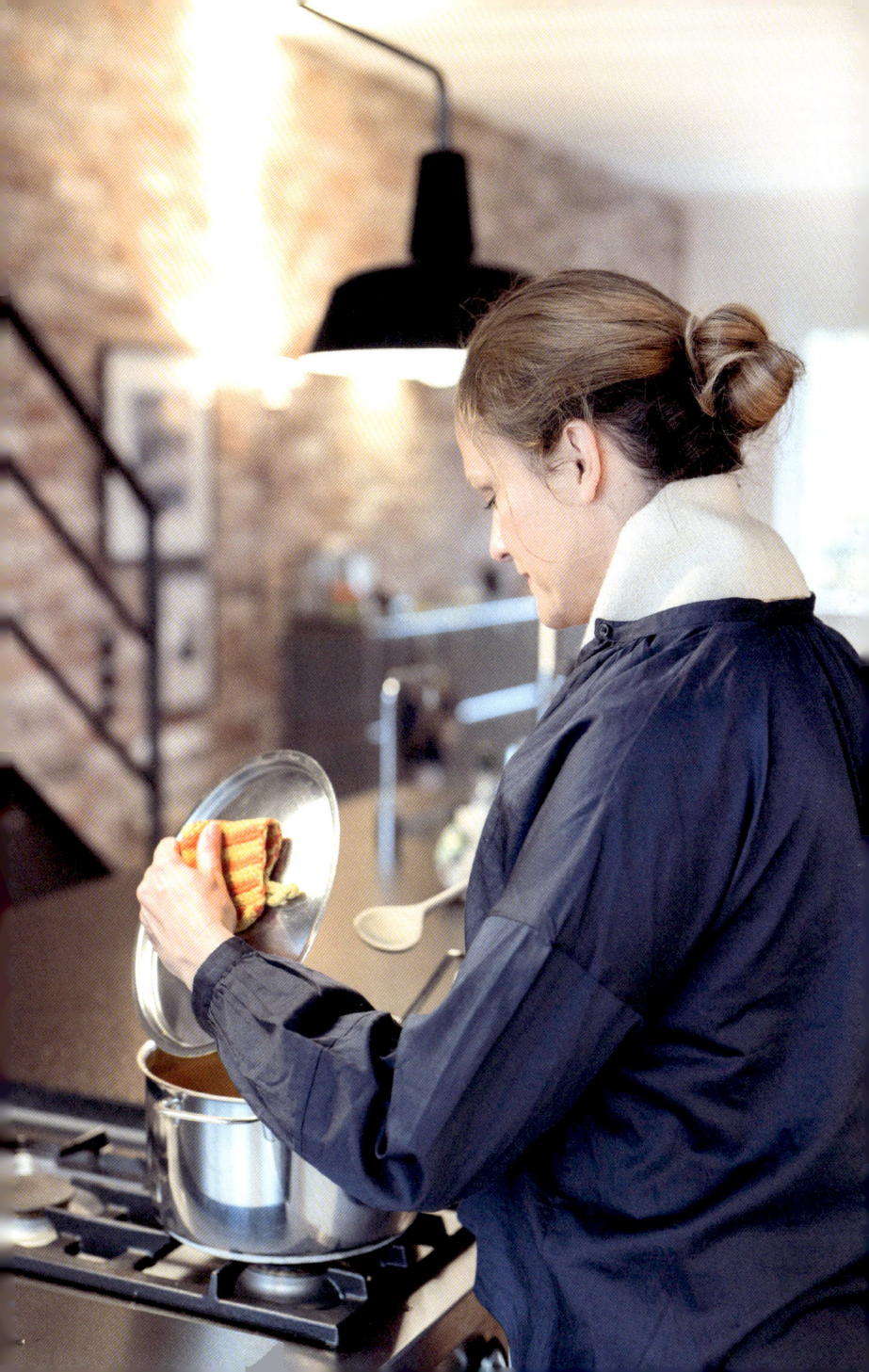

Herzsalbenlappen mit WALA Aurum comp. Salbe oder Johanniskrautöl

Bei innerer Unruhe, Angst oder Erschöpfungszuständen hat sich diese Auflage bewährt.

Anleitung
Orientieren Sie sich an der Grundanleitung für eine Auflage mit Salbe bzw. mit Öl, siehe S. 55 ff. und 52 ff.

Besonderheiten
- Diese Auflage trägt ihren Namen, weil sie direkt über dem Herzen platziert wird und eine Salbe als Wirksubstanz nutzt.
- Ich persönlich verwende gerne die WALA Aurum comp. Salbe, die harmonisiert und ausgleicht, ohne den behandelten Menschen einzuengen oder zu bedrängen. Gut geeignet ist aber auch ein Johanniskrautöl.

 Der Salbenlappen sollte mindestens 2 Stunden wirken können, darf aber auch über Nacht getragen werden.

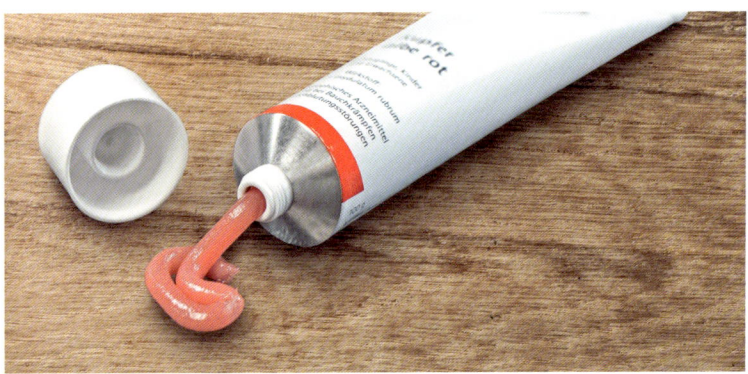

Brustauflage mit einem Bronchialbalsam

Ein Bronchialbalsam, zum Beispiel mit den schleimlösenden Wirkstoffen von Eukalyptus, Thymian und Spitzwegerich, ist wohltuend und lindernd bei verschleimten Bronchien, grippalem Infekt oder trockenem Husten.

Anleitung
Orientieren Sie sich an der Grundanleitung für eine Auflage mit Salbe, siehe S. 55 ff.

Besonderheit
Der Balsam wirkt über die Haut, aber bei dieser Auflage ist auch die Duftkomponente nicht zu unterschätzen.

 Am Tag 15 Minuten wirken lassen, am Abend gerne unbegrenzt, also über Nacht.

Bauchauflage mit Oxalis- oder Melissenöl

Angst, Albträume, Schock oder nervöse Darmbeschwerden sind die Anwendungsgebiete dieser Auflage.

Anleitung
Orientieren Sie sich an der Grundanleitung für eine Auflage mit Öl, siehe S. 52 ff.

Besonderheiten
- Die Melisse spricht vor allem sehr empfindliche Menschen an.
- Die Auflage wirkt über den Solarplexus auch in den seelischen Bereich.

 Die Auflage mindestens 15 Minuten – oder auch die ganze Nacht über – wirken lassen.

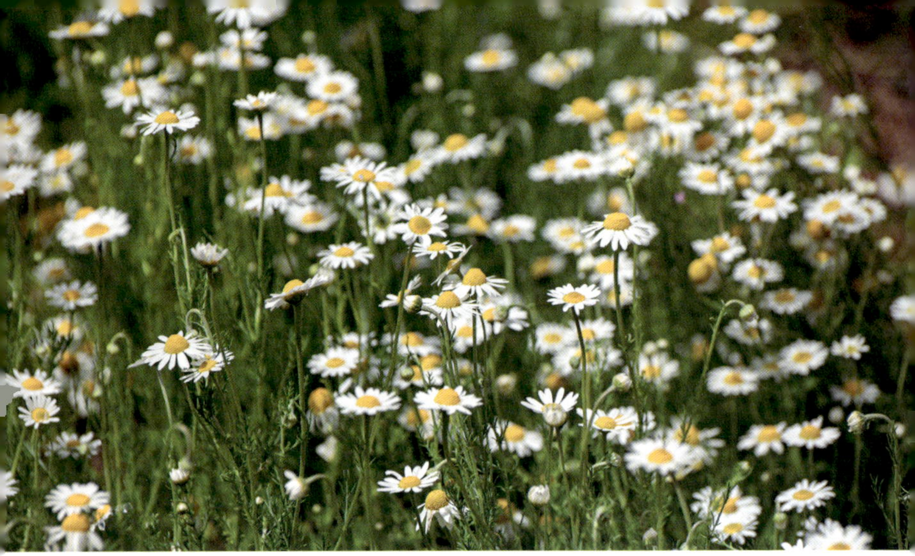

Bauchauflage mit Kamillenöl oder Kupfer Salbe rot

Kamillenöl hat eine krampflösende, antidepressive und beruhigende Wirkung und ist daher ideal für eine Auflage bei Menstruationsbeschwerden oder Krämpfen im Unterleib.

Anleitung

Orientieren Sie sich an der Grundanleitung für eine Auflage mit Öl bzw. mit Salbe, siehe S. 52 ff. und 55 ff.

Besonderheiten

- Vorbeugend können Sie eine Woche vor Beginn der Menstruation jeden Abend eine Auflage mit Kupfer Salbe rot über Nacht anlegen.
- Bei akuten Beschwerden legen Sie den Salbenlappen über Tag an und fixieren ihn mit der Unterhose.
- Achten Sie in der Menstruationszeit immer auf warme Hände und Füße.

Die Bauchauflage 30 Minuten wirken lassen. Um die Wirkung zu verstärken, können Sie eine leichte Wärmflasche auflegen.

Nackenauflage mit Aconit Schmerzöl oder einer Schmerzsalbe

Bei Nackenschmerzen, Schulterschmerzen oder Verspannungen hilft diese Nackenauflage.

Anleitung

Orientieren Sie sich an der Grundanleitung für eine Auflage mit Öl bzw. mit Salbe, siehe S. 52 ff. und 55 ff.

Besonderheiten

- Anders als bei einem Wärmepflaster entfaltet die Auflage mit Aconit Schmerzöl von WALA ihre Wärme mit der Zeit und aktiviert den körpereigenen Wärmehaushalt. So wirkt sie sehr nachhaltig.
- Bitte achten Sie darauf, dass die Oberarme bedeckt sind.
- Wählen Sie am besten ein Oberteil, mit dem sich die Nackenauflage gut fixieren lässt (zum Beispiel einen Pullover mit lockerem Kragen oder eine Wolljacke, die nicht allzu tief ausgeschnitten ist), oder verwenden Sie einen Schal.

 Die Nackenauflage darf ca. 10 bis 20 Minuten wirken oder den ganzen Tag über getragen werden (einfach die Substanz erneuern).

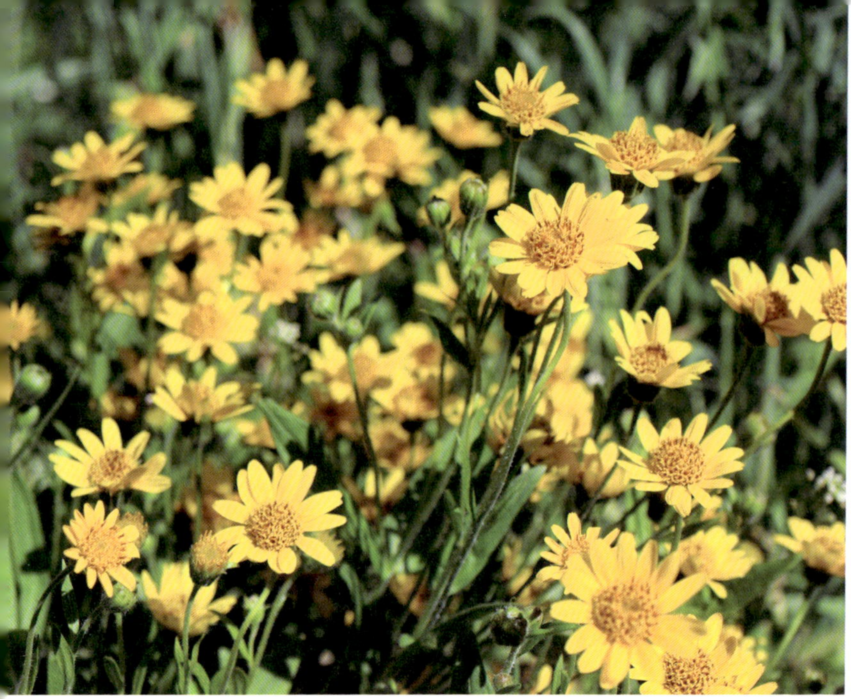

Auflage bei Sportverletzungen mit einer Arnika-Salbe oder einem Schmerzgel

Behandeln Sie Prellungen, Zerrungen, Quetschungen, Rötungen oder Schwellungen mit diesem Klassiker mit Arnika.

Anleitung
Orientieren Sie sich an der Grundanleitung für eine Auflage mit Salbe, siehe S. 55 ff.

Besonderheit
Diese Auflage kann stündlich wiederholt werden.

Für eine Anwendung 10 Minuten einplanen.

Wundauflage mit Calcea Wund- und Heilcreme, Bepanthen Wund- und Heilsalbe oder einem Ringelblumenöl

Offene oder entzündete Hautstellen können mit einer Wundauflage behandelt werden.

Anleitung

Orientieren Sie sich an der Grundanleitung für eine Auflage mit Salbe bzw. mit Öl, siehe S. 55 ff. und 52 ff.

Besonderheiten

- Diese Auflagen fördern und beschleunigen die Heilung der Haut.
- Bitte achten Sie darauf, die Salbe/das Öl hauchdünn aufzutragen, damit die Haut noch atmen kann.

 Für diese Auflage etwa 1 bis 2 Stunden einplanen – bis die Substanz von der Haut aufgenommen wurde.

Tipp: Auflagen fixieren

Ich schiebe eine Auflage immer unter das nächstgelegene Kleidungsstück, um sie zu fixieren. Das kann ein BH sein, eine Unterhose, ein T-Shirt, ein Pullover, eine Strumpfhose, eine Socke, der Hosenbund und beim Baby auch der Body.

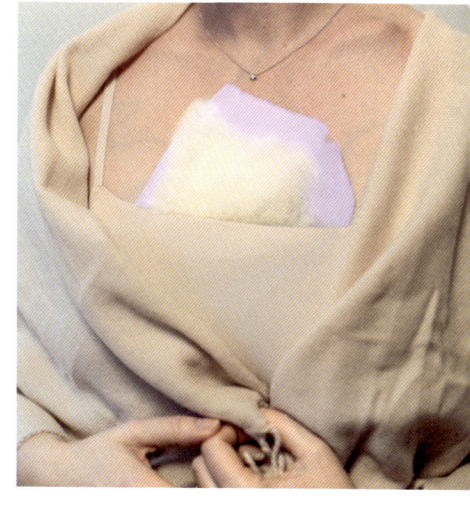

Zwiebelauflage (Zwiebelsäckchen) für die Ohren

Auch ein sehr bekanntes Mittel: die Zwiebelauflage bei Ohrenschmerzen oder Mittelohrentzündungen.

Anleitung

- Schneiden Sie eine geschälte Küchenzwiebel klein, legen Sie die Zwiebelstückchen auf das Substanztuch und falten Sie das Tuch zu einem Päckchen.
- Legen Sie das Päckchen in eine Plastiktüte und folgen Sie im Weiteren der Grundanleitung für eine Auflage.

Besonderheiten

- Sie können die zerkleinerte Zwiebel auch direkt in eine dünne Baumwollsocke füllen.
- Zum Fixieren der Auflage ist ein Stirnband ideal.

 Die Zwiebelauflage darf den ganzen Tag oder die ganze Nacht über getragen werden.

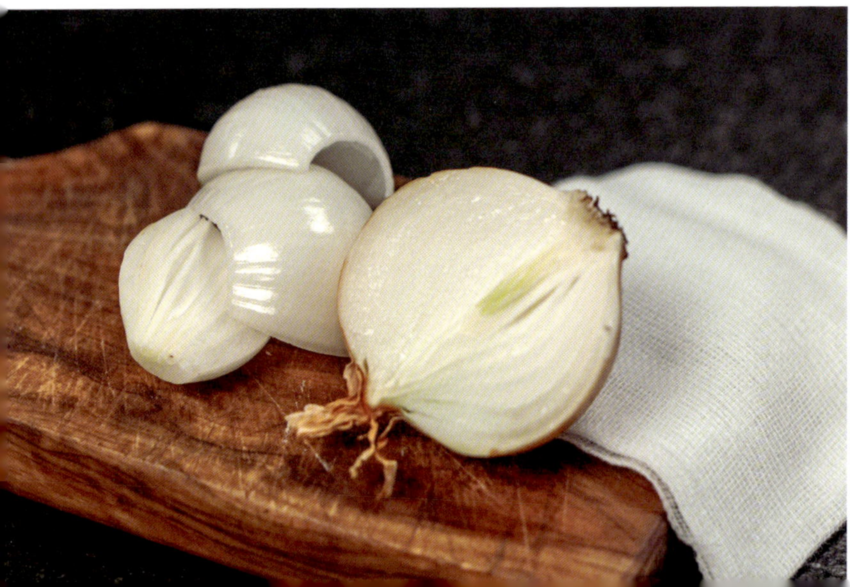

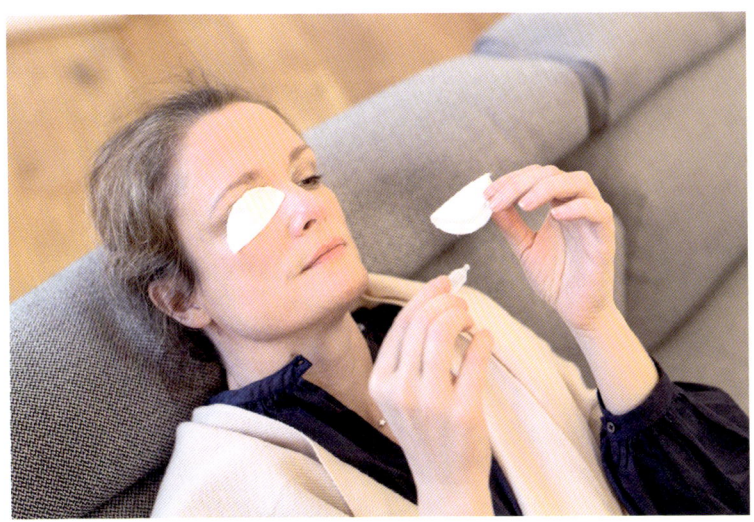

Augenauflage mit Euphrasia Augentropfen

Gerötete, gereizte oder tränende Augen profitieren von dieser beruhigenden und entspannenden Augenauflage, auch bei allergischer Bindehautentzündung.

Anleitung

Ein Wattepad halbieren, mit Augentropfen beträufeln und auf das geschlossene Auge legen.

Besonderheit

Diese Auflage arbeitet ohne zusätzliche Wärme, nur mit der Wirksubstanz. Denn das Auge reagiert stark auf einen Temperaturreiz.

 Für eine Anwendung 10 Minuten einplanen oder mit der Auflage einschlafen.

Stirn- oder Nasennebenhöhlen-Auflage mit Leinsamen

Leinsamenauflagen helfen bei Entzündungen der Stirn- oder Nasennebenhöhlen und durchbluten die verstopften Bereiche, sodass das Sekret
abfließen kann.

Anleitung

- Kochen Sie 150 g Leinsamen in 300 ml Wasser auf und lassen Sie alles
  quellen, bis ein schleimiger Brei entsteht.
- Geben Sie 1 EL davon auf ein ca. 15 x 15 cm großes Tuch aus Baumwolle
  oder Leinen, formen Sie dieses zu einem Säckchen und verschließen
  Sie es mit einem Gummiband.
- Prüfen Sie auf der Innenseite des Unterarms, ob die Temperatur erträg-
  lich ist, und legen Sie das Säckchen erst dann auf Stirn- oder Nasennebenhöhlen auf.

Besonderheit

Diese Auflage ist zunächst sehr warm, wird aber mit der Zeit immer ange-
nehmer. Die hohe Temperatur verflüssigt das Sekret und lässt es abfließen.

 Für eine Anwendung 10 Minuten einplanen.

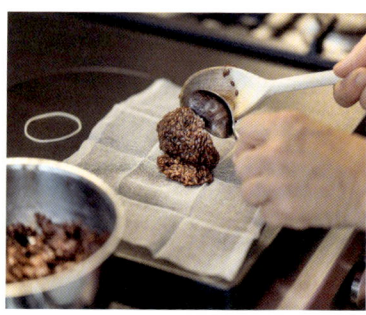 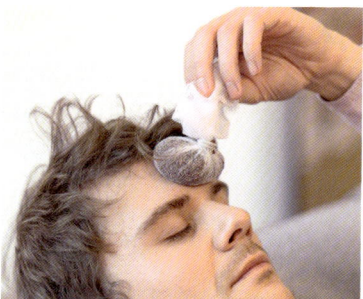

Das ansteigende **Fußbad** als perfekte Ergänzung

Während Sie mit der Auflage direkt die Stirn- oder Nasennebenhöhlen erreichen, spricht das ansteigende Fußbad den gesamten Wärmeorganismus an. Es eignet sich deshalb bei allen Erkältungssymptomen. Bitte wenden Sie es nicht an, wenn sich der behandelte Mensch richtig krank und schlapp fühlt, denn dieses besondere Fußbad kostet den Körper Kraft.

Anleitung

- Bereiten Sie eine Schüssel oder einen Eimer mit angenehm warmem Wasser (ca. 33 Grad) vor. Lassen Sie die Person, die behandelt werden soll, in einem gemütlichen Sessel oder auf dem Sofa Platz nehmen und legen Sie bei Bedarf eine Decke um, damit der ganze Körper schön warm bleibt.
- Stellen Sie beide Füße ins Wasser und geben Sie (vorsichtig) nach und nach etwas heißes Wasser hinzu, bis ca. 40 Grad erreicht sind. Sie können dafür eine Thermoskanne oder den Duschschlauch nutzen – wichtig ist, dass Sie die Wassertemperatur im Fußbad immer wieder mit einem Badethermometer kontrollieren. Sie werden erstaunt sein, wie unterschiedlich Sie die Temperatur je nach Ihrem eigenen Wärmezustand einschätzen.

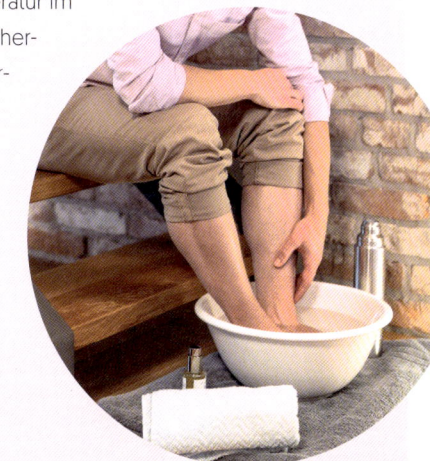

- Die gesamte Anwendung sollte 10 bis 15 Minuten dauern. Bitte halten Sie die Füße anschließend mit Wollsocken warm und planen Sie nach Möglichkeit weitere 15 Minuten Ruhezeit ein.

Vom Wesen der
Wirksubstanzen

Die Natur ist eine große Schatzkammer, die uns mit heilsamen Substanzen versorgt: aus dem Reich der Pflanzen und Tiere, Mineralien und Metalle. Dazu gehören unscheinbare Kräuter und majestätische Bäume, die in den Himmel wachsen, wie auch organische und anorganische Stoffe, die unter der Erde ruhen.

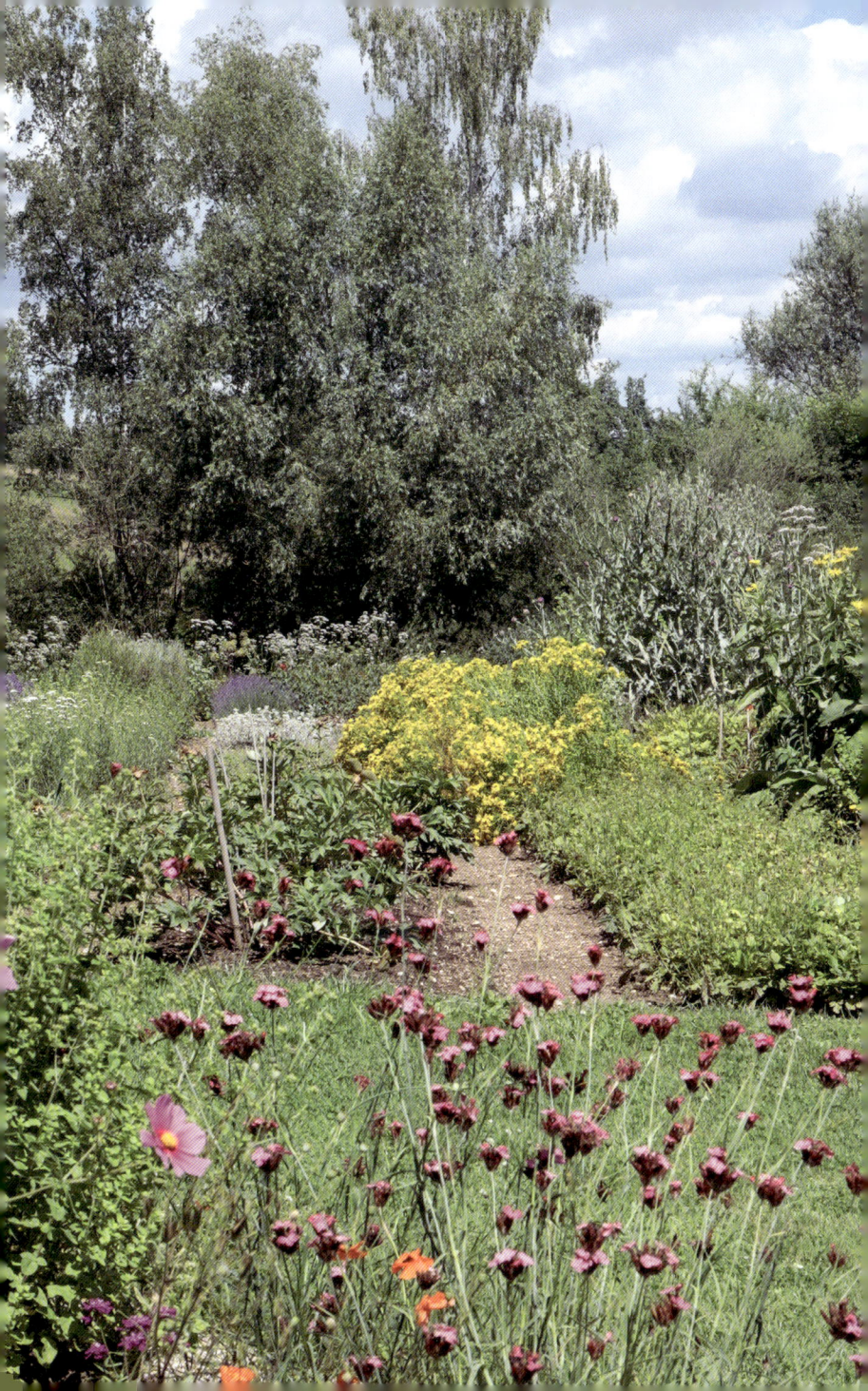

Bewährte Wirksubstanzen
im Kurzporträt

So unterschiedlich das Wesen dieser natürlichen Substanzen ist, so unterschiedlich ist auch ihr Einsatz im Dienst einer ganzheitlich verstandenen Medizin. Es ist fast unmöglich, einzelne Wirksubstanzen hervorzuheben, denn jede hat etwas zu geben. Ich möchte Ihnen dennoch acht Vertreter näher vorstellen, die sich in meinem Arbeitsalltag besonders bewähren. Vielleicht sehen Sie daraufhin Ihren Garten, Ihre Obstschale oder Ihren Ehering mit anderen Augen ...

Arnika

Auch wenn Sie selbst noch nie die alpine Heimat der Arnika erklommen haben, wurde Ihnen bestimmt schon einmal ein Arzneimittel mit Arnika empfohlen. Arnika ist DIE Heilpflanze bei Wunden und sogenannten »stumpfen« Verletzungen, die man sich irgendwann im Leben bei sportlichen Aktivitäten zuzieht.

Hilft
- bei Prellungen, Quetschungen, Verstauchungen
- bei blauen Flecken
- bei Wunden
- bei Entzündungen (vor allem im Mundraum)
- und auch bei seelischem Trauma

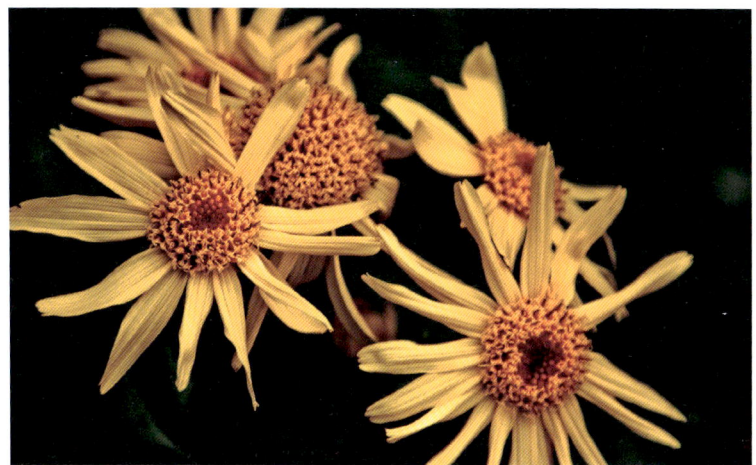

*Arnika ist DIE Heilpflanze bei Wunden und »stumpfen«
Verletzungen und lässt sich sowohl für kühlende als
auch für erwärmende Anwendungen einsetzen.*

Das könnte Sie interessieren

Die Arnika ist ein wahres Energiebündel: Eine stabile Wurzel zeugt von ihrer Ausdauer, das strahlende Gelb des leicht zerzausten Blütenkopfes von ihren Lichtreserven, die aufrechte Gestalt von den ihr innewohnenden Formkräften. Ich schätze die Arnika als zuverlässige Assistentin, die sich sowohl für kühlende als auch für erwärmende Anwendungen einsetzen lässt.

Blauer Eisenhut

Wenn Sie gerne in den Bergen unterwegs sind, ist Ihnen der Blaue Eisenhut bestimmt schon aufgefallen: Mit seinem aufrechten Wuchs und den vielen blauen Blüten, die wie kleine Ritterhelme aussehen, ist er eine Augenweide. Dass er bei aller Schönheit in Gärten nicht allzu gern gesehen ist, hat einen

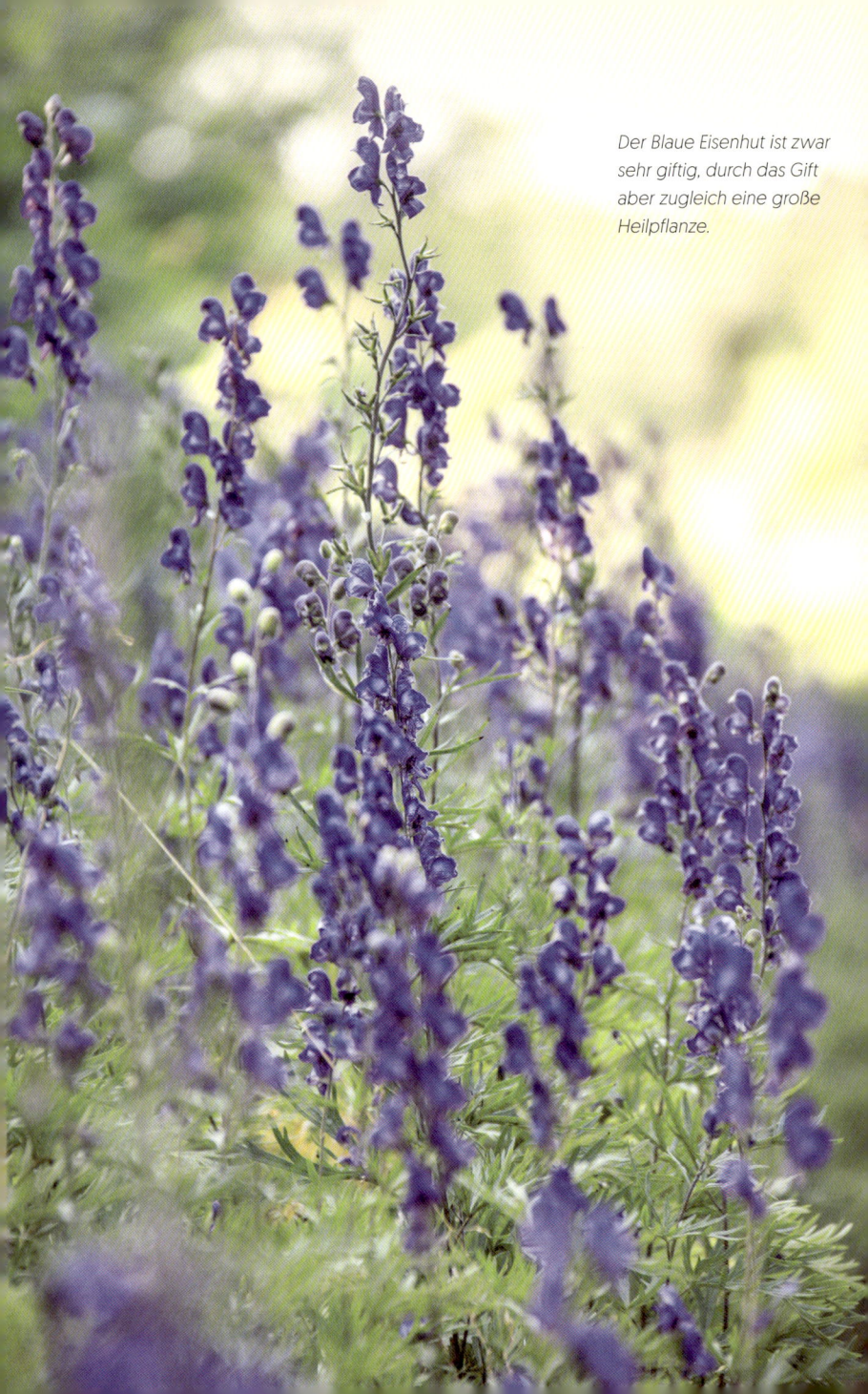

Der Blaue Eisenhut ist zwar sehr giftig, durch das Gift aber zugleich eine große Heilpflanze.

triftigen Grund: Der Blaue Eisenhut gehört zu den giftigsten Pflanzen, die es in unseren Breiten gibt.

Hilft

- bei Muskelverspannungen
- bei Nervenschmerzen
- bei Liege- und Bewegungsschmerz

Das könnte Sie interessieren

Das Gift, das sich vor allem in der mächtigen Wurzel konzentriert, kann einen Menschen innerhalb von 20 Minuten umbringen. Es macht den Blauen Eisenhut aber zugleich zu einer großen Heilpflanze, die Erstarrungen lösen und Schmerzen lindern kann. In potenzierter Form findet sich der Blaue Eisenhut *(Aconitum napellus)* zum Beispiel im Aconit Schmerzöl von WALA. Es eignet sich wunderbar für äußere Anwendungen.

Gold

Glänzende Kuppeln, begehrte Medaillen, Eheringe – Gold wird gerne verwendet, wenn es um eine besondere Ehrerbietung, um etwas (fast schon) Heiliges geht. Das Edelmetall lässt sich gut bearbeiten, sogar hauchdünn auswalzen. Es ist aber zugleich so haltbar, dass es auch ganz profan für Münzen und Zahnersatz zum Einsatz kommt.

Hilft

- bei Ängsten
- bei seelischen Herzschmerzen

Das könnte Sie interessieren

Wenn Sie sich Gold als Materie gewordenes Sonnenlicht vorstellen, werden seine heilsamen Eigenschaften deutlich. Gold kann sein Licht weitergeben und gleichsam in einem Menschen aufleuchten lassen, wenn sich die Seele

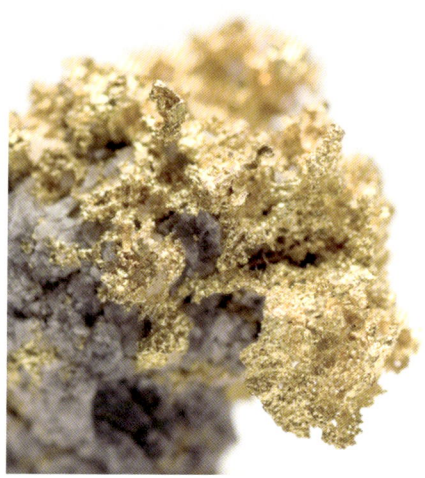

verdunkelt hat, wenn die eigene Mitte nicht mehr spürbar ist, wenn alles schwer scheint. Gold *(Aurum)* kommt als Wirkstoff in Arzneimitteln zum Einsatz, die seelische Verhärtungen auflösen und einen Blick nach vorne eröffnen. Ich nutze gerne die Aurum comp. Salbe von WALA, die potenziertes Gold enthält.

Kümmel

Zu Kohl, im Brot, für Schnaps – den Kümmel kennen Sie als charakteristisches Gewürz der deutschen und österreichischen Küche. Im Süden Europas, in Nordafrika, im Nahen und Fernen Osten wie auch in Lateinamerika wird eher sein Verwandter, der Kreuzkümmel, eingesetzt. Geschmacklich liegen die beiden Doldenblütler weit auseinander. Aber als Heilpflanzen lindern sie die gleichen Beschwerden. Ich verwende den bei uns gebräuchlichen Kümmel, meist in Form eines 10 %igen Öls.

Hilft

- zur Anregung der Verdauung
- bei Verstopfung, Völlegefühl und Blähungen

Das könnte Sie interessieren

Der Kümmel wird seit Jahrtausenden als Heilpflanze genutzt und nachweislich schon in der Antike lobend erwähnt. Er ist also eine Berühmtheit. Dennoch würden Sie die krautige Pflanze vermutlich nicht erkennen, wenn Sie ihr auf einer Wiese, am Wegrand, am Hang eines Berges oder einer Böschung begegnen. Bescheiden reckt der Kümmel seine gefiederten Blätter und doldenförmigen Blüten der Sonne entgegen. So sammelt er Lichtkräfte, die den Stoffwechsel erwärmen und kräftigen.

Auf der Wiese fällt der Kümmel kaum auf, wird aber seit Jahrtausenden als Heilpflanze bei Verdauungsbeschwerden genutzt.

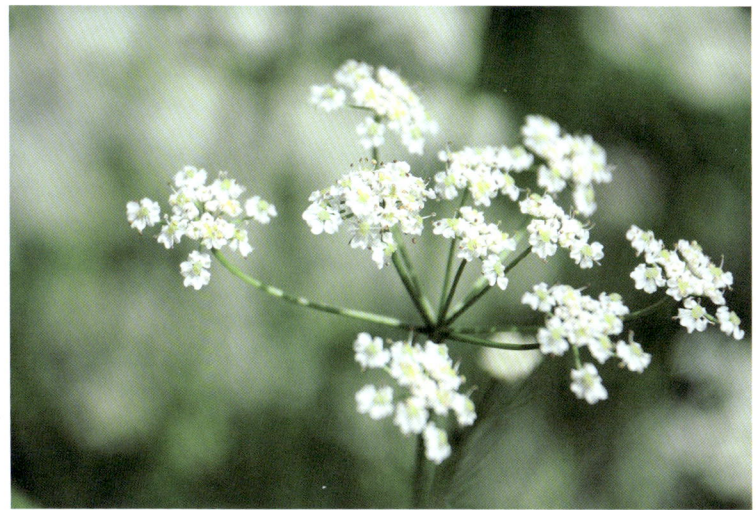

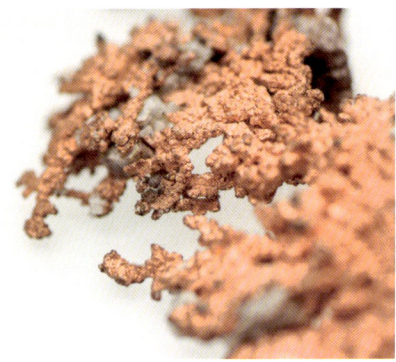

Kupfer lässt sich in Form von Salbe in charakteristischer Farbe sehr gut bei Wickeln und Auflagen einsetzen.

Kupfer

Natürlich kennen Sie kupferne Kessel, Rohre, Drähte oder Münzen. Das Halbedelmetall ist gut formbar und ein hervorragender Wärmeleiter. Diese Eigenschaft macht es auch als medizinisch wirksame Substanz so interessant: Kupfer kann Wärme in wärmebedürftige Körperregionen lenken und so die Muskulatur entspannen. In Form einer Salbe lässt es sich sehr gut für Wickel und Auflagen einsetzen.

Hilft

- bei kalten Händen und Füßen
- bei Krämpfen der Muskulatur (dazu gehören auch Menstruationsbeschwerden)
- bei nächtlicher Atemnot

Das könnte Sie interessieren

Kupfer ist für uns Menschen ein lebenswichtiges Spurenelement. Wir nehmen es über unsere Nahrung auf, zum Beispiel über Getreide, Fleisch, Wurzelgemüse, Hülsenfrüchte, Nüsse oder Schokolade. Als medizinische Substanz ist es uns somit vertraut.

Rose

Legendär ist die Rose als Zeichen der Liebe – gerne rot und langstielig. Dabei zeigt die Rose unendlich viele Spielarten, die aus ihren wilden Formen gezüchtet wurden. Sie begegnet Ihnen nicht nur in Blumenläden und Gärten, sie ist auch an Feld- und Wegrändern anzutreffen, wo ihre Früchte, die Hagebutten, für Farbtupfer während der grauen Jahreszeit sorgen.

Hilft

- bei Schwäche
- bei seelischen Krisen
- bei Entzündungen

Das könnte Sie interessieren

Die Rose ist zart und stark zugleich, sie duftet verführerisch und zeigt jedem, der sich ihr nähert, wehrhafte Dornen. Es ist ihre komplexe Persönlichkeit, die uns so fasziniert. Und weil es die Rose vermag, bei aller Gegensätzlichkeit auch noch schön zu sein, eignet sie sich als Heilpflanze immer dann, wenn Harmonie und seelisches Gleichgewicht gefragt sind. Ich schätze die vermittelnden Kräfte der Rose zum Beispiel bei einer Herzsalbenauflage.

Die Heilkraft der Rose kommt insbesondere dann zum Einsatz, wenn Entzündungen gelindert werden sollen.

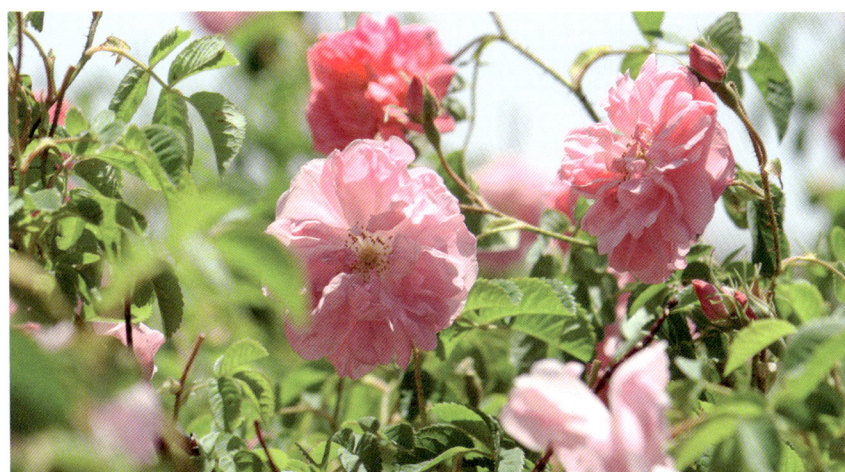

Sauerklee

Bei einem Waldspaziergang ist er Ihnen vielleicht schon aufgefallen: Der Sauerklee leuchtet als hellgrüner Teppich mit zarten weißen Blüten aus dem Halbschatten hervor. Um zu gedeihen, braucht er kaum Tageslicht. Am Abend klappt er Blätter und Blüten ein und scheint sich schlafen zu legen – das kommt uns Menschen bekannt vor.

Hilft

- bei Verdauungsbeschwerden
- zur Schockbehandlung

Das könnte Sie interessieren

Der Sauerklee wirkt zartbesaitet – zuckt er doch schon zusammen, wenn eine Tannennadel auf seine Blätter fällt. Aber man sollte ihn nicht unterschätzen. Gerade diese »schreckhafte« Pflanze hilft nach Schockerlebnissen. Vor allem aber wird Sauerklee (Oxalis) bei unterschiedlichen Verdauungsbeschwerden eingesetzt. Eine Auflage oder ein Wickel mit Oxalisöl gehören zu meinem Standardrepertoire.

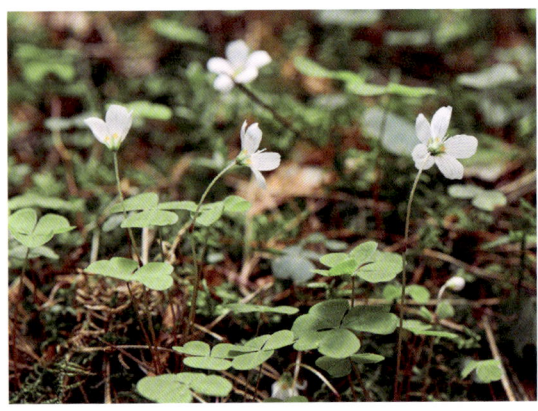

Sauerklee hilft als Wickel oder Auflage mit Oxalisöl insbesondere bei unterschiedlichen Verdauungsbeschwerden.

Zitrone

Zum Backen und Kochen, im Eis, im Tee oder Longdrink – die Zitrone ist sehr beliebt. Sie als Südfrucht vorzustellen, erübrigt sich. Als Heilpflanze ist sie hingegen weitaus weniger bekannt. Dabei hat sie einiges zu bieten.

Hilft

- bei Fieber
- bei Kopfschmerzen
- bei seelischer Erschöpfung

Das könnte Sie interessieren

Sie bekommen eine ziemlich anschauliche Vorstellung von der Heilkraft der Zitrone, wenn Sie beherzt hineinbeißen: Alles zieht sich zusammen, wie ein erfrischender Blitz fährt die Zitrone durch den ganzen Körper, vom Scheitel bis zur Sohle. Diese Verbindung stellen äußere Anwendungen her: Ein Fußbad mit Zitrone befreit den Geist und lindert Kopfschmerzen. Und Wadenwickel mit Zitrone bewähren sich bei Fieber.

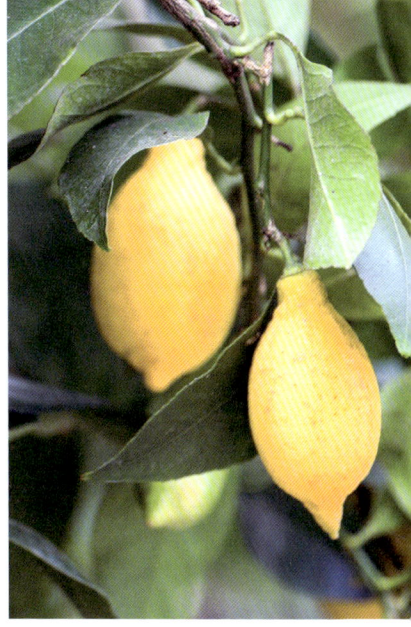

Die Zitrone ist als Heilpflanze wenig bekannt. Zeit, ihre Wirkkräfte zu entdecken!

>»Was wir sehen, ist nicht die Arznei,
>sondern der Körper, in dem sie liegt,
>denn die Arcana, die Heilkräfte der Elemente,
>sind unsichtbar.«

Paracelsus

Gesund im
Gleichgewicht

In diesem Buch habe ich Ihnen Wickel und Auflagen zur Linderung ganz unterschiedlicher Beschwerden vorgestellt. Es ist mir aber wichtig, den Blick nicht nur auf das zu lenken, was Sie momentan schmerzt, irritiert, behindert oder beunruhigt. Ich möchte mit Ihnen auch auf die Zeit danach schauen, wenn es Ihnen wieder gut geht. Auf diesen Zustand, den man Gesundheit nennt und der viel mehr ist als das Ausbleiben von Krankheit.

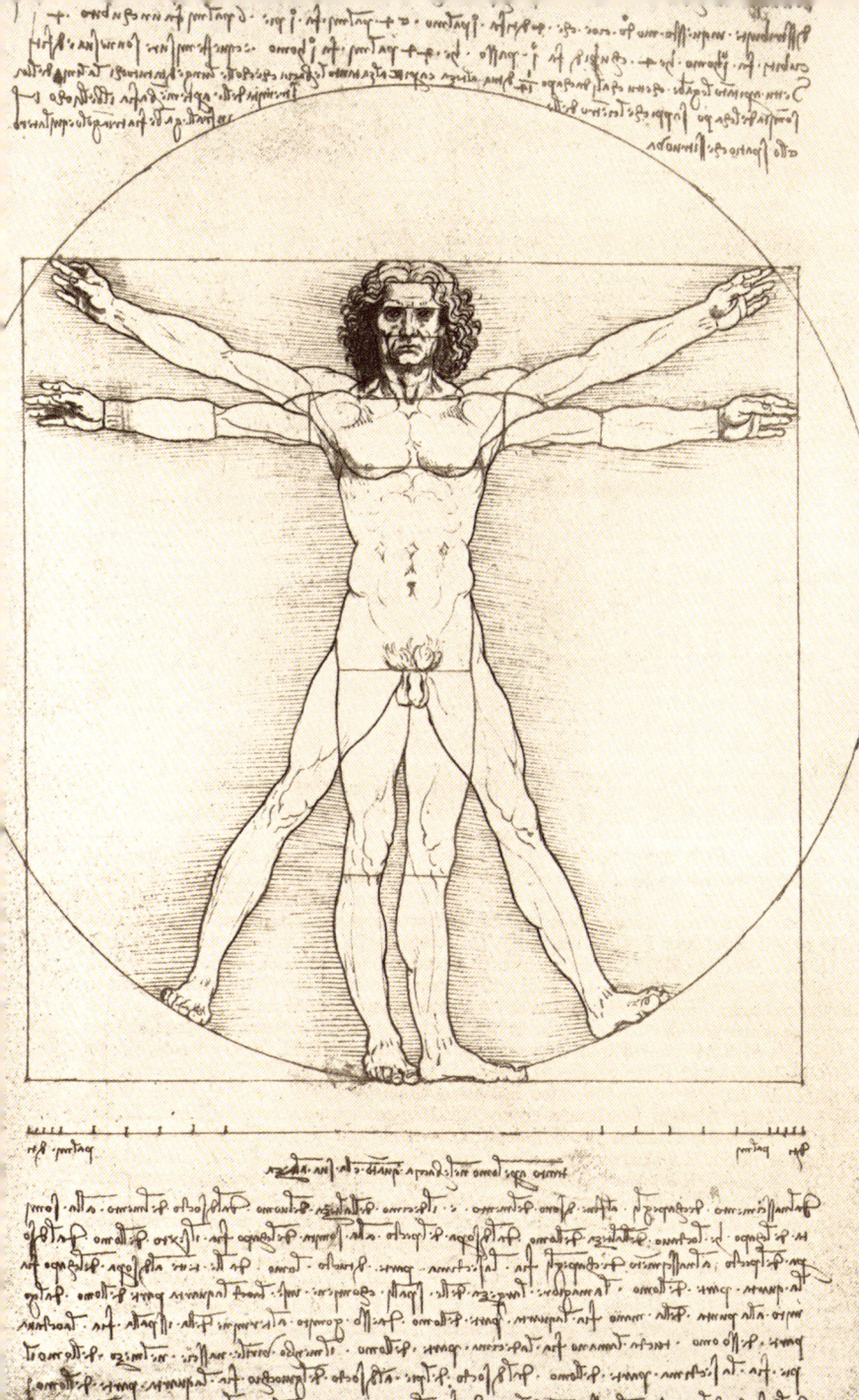

Wer bist du,
was brauchst du?

Für mich bedeutet Gesundheit: ein Raum, in dem sich Körper, Geist und Seele im Gleichgewicht befinden. In dem Sie mit beiden Beinen auf dem Boden stehen, mit den Händen nach den Sternen greifen und in Ihrem Zentrum ruhen.

Dieses Gleichgewicht ist von Mensch zu Mensch verschieden. Im Leben stehen wir immer zwischen Polaritäten (wie zum Beispiel Ruhe und Bewegung), unsere Selbstheilungskräfte halten uns in der Mitte. Doch wenn diese Kräfte nicht stark genug sind, geraten wir aus dem Gleichgewicht und werden krank.

> »Natur und Grad einer Krankheit müssen an ihrem Ursprung erforscht werden und nicht an ihren Anzeichen – wir sollen auch nicht den Rauch eines Feuers löschen, sondern das Feuer selbst.«
>
> Paracelsus

Wenn es also um individuelle Gleichgewichte geht, dann sollte Gesundheit – und dann sollte Krankheit – individuell betrachtet werden. Ich kann Ihnen meine Lieblingsfrage »**Wer bist du, was brauchst du?**« nur immer wieder ans Herz legen. Indem Sie sich oder Ihr Gegenüber genau beobach-

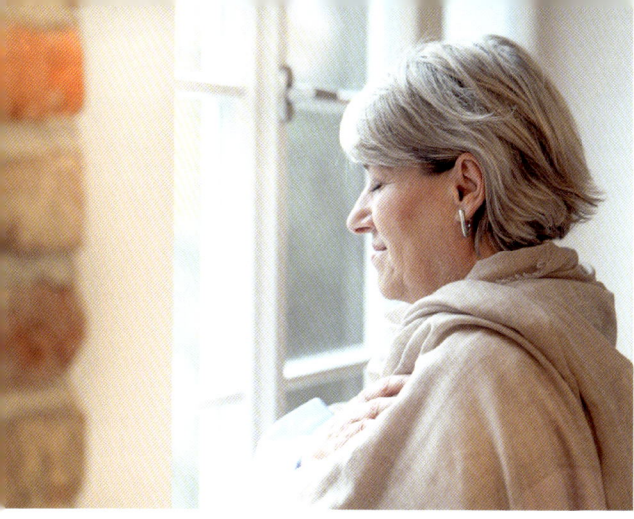

ten und befragen, können Sie ein Angebot machen, das zur Person und zur Situation passt. Und Sie können so die Selbstheilungskräfte eines Menschen anregen.

Das ist nun wieder das Tolle an Wickeln und Auflagen: Sie arbeiten mit den Selbstheilungskräften eines Menschen zusammen und beteiligen ihn aktiv an seiner Gesundung.

Sich als derart selbstwirksam zu empfinden, ist ein wichtiger Aspekt innerhalb des Konzepts der Salutogenese. Der Medizinsoziologe Aaron Antonovsky hat diesen Begriff geprägt, als er sich mit der Entstehung und Erhaltung von Gesundheit beschäftigte. Für ihn ist Gesundheit nur als komplexer Prozess zu verstehen. Die Weltgesundheitsorganisation (WHO) definiert Gesundheit als einen »Zustand völligen körperlichen, seelischen und sozialen Wohlbefindens«.

Es geht also um Heilungsangebote, die aus ganz unterschiedlichen Richtungen kommen dürfen. Schulmedizin und Komplementärmedizin – hier zum Beispiel Wickel und Auflagen – ergänzen sich. Experten und Laien arbeiten Hand in Hand. Körperliche, seelische und soziale Faktoren greifen ineinander.

Ihre Hände und Sie sind ein Teil davon.

Klassische Wirksubstanzen

Substanz	Wesen	Anwendungsgebiete
Arnika	bringt Gestautes in Fluss, trägt Sonnenkräfte in sich, schenkt Licht	physisches Trauma: Prellung, Hämatom seelisches Trauma: Schock, Trauer, Schreck
Blauer Eisenhut	beruhigt den Schmerz, gibt Wärme und Entspannung	Verspannung der Muskulatur, Bewegungseinschränkungen der Gelenke
Eukalyptus	durchwärmt die Muskulatur, wirkt schleimlösend und entzündungshemmend	Blasenentzündung, Harnverhalten, Atemwegserkrankungen
Gold	gleicht aus, harmonisiert, zentriert und erwärmt seelisch	Angst, Unruhe, Stimmungsschwankungen
Hochmoortorf	umhüllt, grenzt ab, bewahrt Ressourcen, regt den Wärmeorganismus an	Nervenschmerz, rheumatische Beschwerden, seelische Erschöpfung
Ingwer	wärmt und verströmt sich bis in die Peripherie, beruhigt das Gemüt	geschwächte Nierenfunktion, Bandscheibenvorfall, verspannte Muskulatur
Johanniskraut	hat eine starke Beziehung zum Licht, fördert die Aufmerksamkeit und erhellt die Seele	depressive Verstimmung, Angst, nervöse Unruhe, Nervenschmerz
Kamille	durchwärmend, krampflösend und deshalb beruhigend, sie wirkt auch entzündungshemmend	Verdauungsstörungen, Bauchschmerzen, Blasenentzündung
Kümmel	bringt die Verdauung in einen gesunden Rhythmus	Verstopfung (Obstipation), Bauchkrämpfe

Substanz	Wesen	Anwendungsgebiete
Kupfer	verstärkt lokale Wärmeprozesse, fördert die Blutzirkulation, lässt den Menschen in sich ruhen	Bauchkrämpfe, unruhige Atmung, kalte Hände und Füße, Menstruationsbeschwerden
Lavendel	hat eine harmonisierende Wirkung auf Körper und Geist, vertieft die Atmung, gibt seelischen Raum	Unruhe, seelische Verspannung, Überreizung der Sinne, Schlafstörungen
Malve	hat eine zentrierende Wirkung, macht Mut, grenzt ab	Stress, Erschöpfung, seelische Belastung
Melisse	wie eine zarte Berührung, schenkt Entspannung und Ruhe	Bauchkrämpfe, Meteorismus, nervöse Darmbeschwerden
Ringelblume	besitzt eine intensive innere Wärme, wirkt so entzündungshemmend und desinfizierend	eitrige Wunden, Druckgeschwür (Dekubitus), offene Hautzustände
Rose	bringt Leichtigkeit, umhüllt, hilft bei Entscheidungen	seelische Krise, allgemeine Schwäche, palliative Situation
Rosmarin	wirkt physisch und seelisch anregend, schenkt Energie und durchwärmt	kalte Extremitäten, niedriger Blutdruck, seelische Kälte
Sauerklee	durchlichtet, bewegt und erwärmt seelisch und physisch	Schock, Blähungen, Diarrhoe (Durchfall)
Schlehe	ist wie eine seelische Vitaminspritze, stärkt die Lebenskräfte, fördert die seelische und physische Spannkraft	Erschöpfung, Rekonvaleszenz
Zitrone	zentriert seelisch und geistig, stärkt, leitet Wärme ab, erfrischt	Fieber, starke Sinneseindrücke, seelische Erschöpfung

Was hilft wann? Indikationsübersicht*

Beschwerden	Anwendungen
Albträume	Bauchauflage mit Oxalisöl (S. 85), Bauchauflage mit Melissenöl (S. 85)
Angst	Brustwickel mit Lavendel- oder Malvenöl (S. 70 f.), Rückeneinreibung mit Lavendelöl (S. 71), Herzsalbenlappen mit WALA Aurum comp. Salbe (S. 84), Herzsalbenlappen mit Johanniskrautöl (S. 84), Bauchauflage mit Oxalisöl (S. 85), Bauchauflage mit Melissenöl (S. 85)
Augen, gerötete, gereizte, tränende; Bindehautentzündung	Augenauflage mit Euphrasia Augentropfen (S. 91)
Bettnässen	Blasenwickel mit Eukalyptusöl (S. 74), Fußbad mit Eukalyptusöl (S. 74 f.)
Blähungen, Verdauungsbeschwerden, Völlegefühl	Bauchwickel mit Oxalisöl (S. 72), heißer Leibwickel (S. 72 f.)
Blasenentzündung	Blasenwickel mit Eukalyptusöl (S. 74), Fußbad mit Eukalyptusöl (S. 74 f.)
Bronchitis	Brustwickel mit Lavendel- oder Malvenöl (S. 70 f.), Rückeneinreibung mit Lavendelöl (S. 71)
Darmbeschwerden, nervöse	Bauchauflage mit Oxalisöl (S. 85), Bauchauflage mit Melissenöl (S. 85)
Einschlafstörungen	Brustwickel mit Lavendel- oder Malvenöl (S. 70 f.), Rückeneinreibung mit Lavendelöl (S. 71)
Erschöpfung	Brustwickel mit Lavendel- oder Malvenöl (S. 70 f.), Rückeneinreibung mit Lavendelöl (S. 71), Herzsalbenlappen mit WALA Aurum comp. Salbe (S. 84), Herzsalbenlappen mit Johanniskrautöl (S. 84)

Beschwerden	Anwendungen
Fieber	Wadenwickel mit frischer Zitrone (S. 78 f.)
Füße, kalte	Gelenkwickel mit Rosmarinöl (S. 80)
Grippaler Infekt	Brustauflage mit einem Bronchialbalsam (S. 85), ansteigendes Fußbad (S. 93)
Halsschmerzen, Schluckbeschwerden, Rötung/Schwellung im Rachenbereich	Zitronenhalswickel mit Zitronenöl (S. 68)
Hände, kalte	Gelenkwickel mit Rosmarinöl (S. 80)
Harndrang und Harnverhalten	Blasenwickel mit Eukalyptusöl (S. 74), Fußbad mit Eukalyptusöl (S. 74 f.)
Haut, offene und entzündliche Stellen	Wundauflage mit Calcea Wund- und Heilcreme (S. 89), Wundauflage mit Bepanthen Wund- und Heilsalbe (S. 89), Wundauflage mit Ringelblumenöl (S. 89)
Husten	Brustwickel mit Lavendel- oder Malvenöl (S. 70 f.), Rückeneinreibung mit Lavendelöl (S. 71), Brustauflage mit einem Bronchialbalsam (S. 85)
Innere Unruhe	Brustwickel mit Lavendel- oder Malvenöl (S. 70 f.), Rückeneinreibung mit Lavendelöl (S. 71), Herzsalbenlappen mit WALA Aurum comp. Salbe (S. 84), Herzsalbenlappen mit Johanniskrautöl (S. 84)
Menstruations-beschwerden	Bauchauflage mit Kamillenöl (S. 86), Bauchauflage mit Kupfer Salbe rot (S. 86)
Nacken- und Schulterschmerzen, Verspannungen	Nackenauflage mit Aconit Schmerzöl (S. 87), Nackenauflage mit einer Schmerzsalbe (S. 87)

Beschwerden	Anwendungen
Nasennebenhöhlen, Entzündung	Nasennebenhöhlen-Auflage mit Leinsamen (S. 92), ansteigendes Fußbad (S. 93)
Nieren, kalte; geschwächte Nierenfunktion	Nierenwickel mit Kupfer Salbe rot (S. 76), Nierenwickel mit Ingwer (S. 76 f.)
Ohrenschmerzen, Mittelohrentzündung	Zwiebelauflage (S. 90)
Prellungen, Zerrungen, Quetschungen	Auflage mit einer Arnika-Salbe (S. 88), Auflage mit einem Schmerzgel (S. 88)
Reizblase	Blasenwickel mit Eukalyptusöl (S. 74), Fußbad mit Eukalyptusöl (S. 74 f.)
Schock	Bauchauflage mit Oxalisöl (S. 85), Bauchauflage mit Melissenöl (S. 85)
Stirnhöhlenentzündung	Stirnauflage mit Leinsamen (S. 92), ansteigendes Fußbad (S. 93)
Unterleibskrämpfe	Bauchauflage mit Kamillenöl (S. 86), Bauchauflage mit Kupfer Salbe rot (S. 86)

* Auf den vorhergehenden Seiten werden verschiedene Produkte und Wirksubstanzen genannt, die sich in meiner beruflichen Praxis in der Anwendung bewährt haben. Alle genannten Produkte und Substanzen sind Beispiele, es gibt weitere Mittel mit den gleichen oder ähnlichen Wirkstoffen.

Anhang

Weiterführende **Links**

Bitte beachten: Die folgenden Anbieter liefern zahlreiche in diesem Buch genannte Wirksubstanzen, Produkte und Materialien. Alle genannten Bezugsquellen sind Beispiele. Es gibt darüber hinaus noch weitere Anbieter, die die gleichen oder ähnliche Produkte anbieten.

Mehr zu Wickeln und Auflagen

Linum e.V.: vertiefende Informationen und Schulungen
www.linum-wickel.com

Wickel & Co: praktische Tipps und Onlineshop für Wickelbedarf
www.wickel-co.de

Werdenfelser Schafwolle: im Onlineshop ist u. a. Heilwolle erhältlich
www.werdenfelser-schafwolle.de/Shop/Wohlfuehlen/Gesundheit/

Einige Anbieter von Wirksubstanzen

WALA Arzneimittel: Ratgeber, Heilpflanzenlexikon, Hintergründe zur WALA und ihren Arzneimitteln
www.wala.de

Weleda: Magazin, Tipps, Hintergründe zur Weleda und ihren Produkten
www.weleda.de

Primavera: aromatherapeutische Produkte mit eigenem Onlineshop
www.primaveralife.com

Retterspitz: Heilmittel und Wickeltextilien mit eigenem Onlineshop
www.retterspitz.de

Mehr zu ganzheitlicher Medizin

Bürger- und Patientenverband Gesundheit aktiv: Informationen, Kampagnen, Veranstaltungen
www.gesundheit-aktiv.de

Tipp: Eine praktische App

Der Kinderarzt Prof. Dr. David Martin hat die FeverApp entwickelt. Sie hilft, Fieberphasen sicher zu begleiten. Als Leserin/Leser dieses Buches können Sie die App über diesen Zugangscode kostenfrei nutzen. *www.feverapp.de/app/*
Für die kostenfreie Nutzung einfach nach dem App-Download den Zahlencode 0555 eingeben. Die Installationssprache kann gleich bei der Installation oben rechts ausgewählt werden.

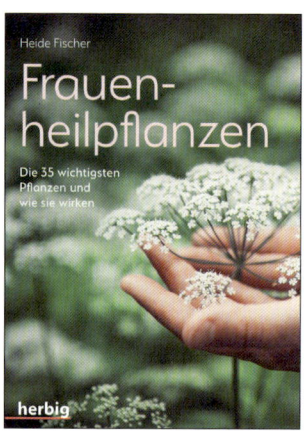

Erfolgreiche Selbsttherapie mit der Kraft der Natur

Heide Fischers bewährtes Nachschlagewerk: Ausführlich geht die Expertin auf die spezielle Heilkraft ausgewählter Pflanzen bei typischen Beschwerden wie Menstruationsschmerzen oder Schwangerschaftsübelkeit ein. Darüber hinaus bietet sie umfangreiches Wissen zu Botanik und mythologischer Bedeutung sowie der Verwendung der Pflanzen in Volksmedizin und moderner Pflanzenheilkunde. Mit Rezepten für Tees, Salben, Räucherung, Dampfbäder und Wickel.

Heide Fischer
FRAUENHEILPFLANZEN
256 Seiten · ISBN 978-3-7766-2847-0

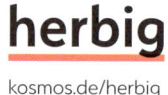

kosmos.de/herbig

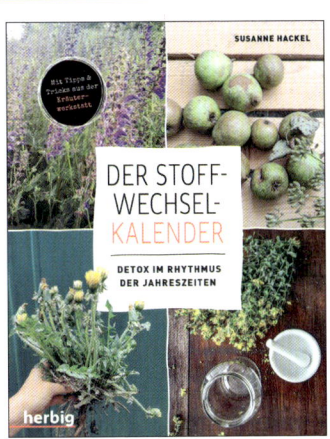

Für jede Jahreszeit die passende Detox-Kur

Wer seinem Körper regelmäßig eine Detox-Kur gönnt, kann damit vielen Beschwerden vorbeugen und tut auch der Seele etwas Gutes. Die Heilpraktikerin Susanne Hackel geht sogar noch einen Schritt weiter und hat ihre Programme jahreszeitlich auf unsere wichtigsten Entgiftungsorgane abgestimmt – für eine optimale Entlastung und Aktivierung. Während zum Beispiel im Sommer die Niere im Fokus steht, brauchen Leber und Darm im Frühling besondere Zuwendung. Der perfekte Detox-Fahrplan für zu Hause mit vielen Tipps und Informationen.

Susanne Hackel
DER STOFFWECHSEL-KALENDER
144 Seiten · ISBN 978-3-96859-020-2

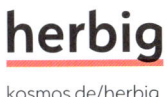

kosmos.de/herbig

Bildnachweis

Mit 43 Farbfotos von Holger Münch, münch lichtbildnerei, Stuttgart, muench-lichtbildnerei.com (Vordere Innenklappe sowie Seite 9, 15, 22, 25, 35, 38, 41 (alle), 44 (alle), 47 (alle), 49, 50, 53 (alle), 56 (3), 59 (alle), 62, 63 (rechts), 69 (alle), 83, 84, 89, 90, 91, 92, 93, 109)

Mit 19 Farbfotos von WALA Heilmittel GmbH, Bad Boll/Eckwälden, walaarzneimittel.de (Hintere Innenklappe, Buchrückseite und linke Klappe (susanne-kraus.com) sowie Seite 3 (susanne-krauss.com), 4, 7, 19 (susanne-krauss.com), 31 (susanne-krauss.com), 37, 55, 56 (unten rechts, susanne-krauss.com), 67, 70, 81, 95, 97, 98, 100, 102, 103, 105)

Mit 2 Grafiken von Mascha Greune, mascha-greune.de (Seite 64, 65)

Mit 13 Abbildungen von Adobe Stock (Seite 24 (Pixelot), 28 (rico287), 33 Voyagerix), 61 (chanillew), 73 (Liudmila), 75 (New Africa), 77 (Felix), 78 (Gunnar Feldmann), 86 (barmalini), 88 (Kanusommer), 101 (Carmen Hauser), 104 (Liudmila))

Mit 1 Abbildung von akg-images/AKG48617 (Seite 107)

Mit 1 Abbildung von Shutterstock/4_mai (Seite 63 links)

Impressum

Umschlaggestaltung von bux design I Agentur für Konzeption, Gestaltung und Produktion, München, www.buxdesign.de, unter Verwendung eines Motivs von Getty Images/Malte Mueller

Unser gesamtes Programm finden Sie unter **kosmos.de/herbig**

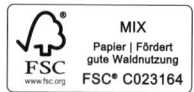

Gedruckt auf chlorfrei gebleichtem Papier

© 2023, Herbig in der
Franckh-Kosmos Verlags-GmbH & Co. KG,
Pfizerstraße 5–7, 70184 Stuttgart
Alle Rechte vorbehalten
ISBN 978-3-96859-009-7
Projektleitung und Redaktion: Nicole Janke
Gestaltungskonzept: bux design, München
Gestaltung und Satz: Katrin Kleinschrot, Stuttgart
Produktion: Vanessa Frömmig
Druck und Bindung: Longo AG
Printed in Italy/Imprimé en Italie